Walther Bühler · Kurt Brotbeck

Willensschulung – eine Notwendigkeit in Pädagogik und Selbsterziehung

Impressum

Herausgeber: Verein für Anthroposophisches Heilwesen e.V.
- ◆ Postfach 11 10, D-75374 Bad Liebenzell
- ◆ Johannes-Kepler-Straße 56
- ◆ D-75378 Bad Liebenzell-Unterlengenhardt
Telefon (0 70 52) 20 34, 20 35
Telefax (0 70 52) 41 07

Gemeinnütziger Verein
VR 717 Amtsgericht Stuttgart

Autoren: Walther Bühler, Kurt Brotbeck

Lektorat: Wolfgang Vögele

Druck: Greiserdruck, D-76437 Rastatt

Auflage: 8. Auflage, Juli 1997, 7000

ISBN: 3-922060-79-X

CIP: Die Deutsche Bibliothek CIP-Einheitsaufnahme
Soziale Hygiene: Beiträge für eine bewußte Lebensführung in
Gesundheit und Krankheit /
Verein für Anthroposophisches Heilwesen e.V.
Bad Liebenzell-Unterlengenhardt:
Verein für Anthroposophisches Heilwesen e.V.;
Nr. 123 Willensschulung – eine Notwendigkeit in Pädagogik
und Selbsterziehung
Walther Bühler, Kurt Brotbeck
8. Auflage, Juli 1997,
ISBN 3-922060-79-X

Willensschulung – eine Notwendigkeit in Pädagogik und Selbsterziehung

WALTHER BÜHLER

Willensschulung als Frage
der Selbsterziehung

Willensleben und Charakterbildung

Der Philosoph Schopenhauer hat sein Weltbild auf den beiden Grundbegriffen »Wille und Vorstellung« aufgebaut. Er gründet es damit auf eine Polarität, die auch in der menschlichen Natur eine bedeutsame Rolle spielt; man könnte sie mit dem Gegensatz von Kraft und Bild umschreiben. Betrachten wir zunächst unsere Vorstellungen. Sie leben auf im Bereich des Denkens, das sich an den sinnlichen Wahrnehmungen entzündet, auf den Gedächtnisschatz zurückgreift, oder das der Phantasiebetätigung begegnet und alle inneren Bilder zu durchleuchten und in einen begrifflichen Zusammenhang einzuordnen sucht. Es umfaßt das Gebiet der Erkenntnis und des Wissens.

Auch der Blick auf den Willen führt in ein umfangreiches Gebiet des seelischen Lebens mit vielerlei Abstufungen. Es reicht vom unbewußten, reflexartigen Reagieren, wie dem Lidschluß beim Berühren der Wimpern durch einen Fremdkörper, bis zur vollbewußten, zielgerichteten menschlichen Handlung. Ohne innere Antriebe, in denen zum Beispiel der Selbsterhaltungstrieb, der Nahrungs- oder Geschlechtstrieb wirken – zumeist geleitet von Instinkten –, geht kein beseeltes Wesen zur äußeren Bewegung oder Tätigkeit über. Begierden, Leidenschaften, Aggressivität und Wünsche können sich als Antriebsmomente hinzugesellen. Aber erst das vernunftbegabte Wesen, der Mensch, vermag darüber hinaus mit Zielvorstellungen und Ideen impulsierend und ausrichtend in die Willenssphäre einzugreifen.

Unsere Vorstellungen können wir blitzschnell herbeiholen, abändern, wegschieben oder auswechseln. Sie sind als innere Spiegelbilder dem Zugriff des Denkens machtlos ausgeliefert, so wie Figuren auf dem Schachbrett der Hand. Im Willensbereich hingegen sind wir einem Tierbändiger vergleichbar, der es bei der Dressur und in der Manege mit relativ selbständigen Wesen zu tun hat, die mit Eigenkräften begabt sind. Die Tiere können sich ganz anders verhalten, als er will; sie können ihn selbst bedrohen, angreifen, verletzen, oder aber ihm – gezähmt und gezogen – gehorchen und neuartige, ihrer Natur sogar fremde Leistungen vollbringen im Sinne ihres »Herrn«. Dieser fühlt sich jederzeit zur

1

höchsten Wachsamkeit, Vorsicht, Umsicht, ja Geistesgegenwart aufgerufen. Es kommt weniger auf sein Wissen als auf sein Verhalten an. Alle Willensfragen fordern unser Wesen in einer ganz anderen, tieferen Weise heraus als bloße Wissensfragen.

Neues Wissen können wir uns relativ rasch aneignen; dazu ein Beispiel: Der Mond bewegt sich im sogenannten siderischen Rhythmus in 27,321 Tagen durch den Tierkreis, während der Phasenwechsel dieses Gestirns, der sogenannte synodische Rhythmus, länger ist und 29,530 Tage umfaßt mit einer Variationsbreite von einigen Stunden. Der nächste Vollmond findet deshalb jeweils nicht im selben, sondern erst im nächsten Sternbild statt. – Eine solche Information kann – ein gutes Gedächtnis vorausgesetzt – fortan zum Wissensbestand gehören. Wie lange dagegen brauchen wir, um eine schlechte Gewohnheit abzulegen, um eine Begierde beherrschen zu lernen oder gar eine neue Fähigkeit oder Tugend uns anzueignen! Im Bereich des Wissens geht es um klare oder unklare, richtige oder falsche Vorstellungen; in den Willenstiefen aber um Können oder Unfähigkeit, um selbstsüchtiges oder selbstloses, um gutes oder böses Verhalten. Dem Gebiet der Intellektualität und Intelligenz steht der Problembereich der Sittlichkeit und Moralität gegenüber. Alle Fragen der Willensschulung sind deshalb letzten Endes Fragen nach der Ausbildung des Charakters. Schon oft ist daher bemerkt worden, daß auf diesem Gebiet der moralische Fortschritt dem langsam laufenden, kleinen Zeiger einer Uhr verglichen werden muß, der stets hinter dem schnelleren großen Zeiger der Wissensaneignung nachhinkt. Und ist nicht unsere ganze heutige Zivilisation mit ihren raschen, oft rasenden Fortschritten der Technik durch ein verhängnisvolles Zurückbleiben der moralischen Kräfte gekennzeichnet!

Hier soll nicht definiert werden, was Wille oder Willenskraft an sich ist. Aber diese Seite des menschlichen Wesens charakterisiert sich selbst, etwa wenn wir erfahren, daß ein uns gegebenes Versprechen zum wiederholten Mal von einem Menschen nicht eingehalten wurde. Tief betroffen wenden wir uns vielleicht von ihm ab im Hinblick auf seine Unzuverlässigkeit, Haltlosigkeit und Treulosigkeit. Welch ein Unterschied besteht doch zwischen einer trägen oder lässigen und einer fleißigen, eifrigen Natur! Wie sehr begrüßt man einen aktiven, energischen, entschlossenen, vielleicht sogar initiativfreudigen Mitarbeiter, oder ist enttäuscht, wenn man es mit einem willensschwachen, wankelmütigen, unschöpferischen Menschen zu tun hat. Der tieferen, ja wahren Seite eines Menschen begegnen wir erst, wenn wir seine Willensnatur näher kennengelernt haben.

Alle Methoden der Willensschulung erfordern ein Trainieren oder Üben, also die regelmäßige und über längere Zeit betriebene Wiederholung eines Bemühens. Bereits zur ersten Durchführung einer Willensübung sind ein Entschluß, Durchhaltekraft und Treue zu dem gefaßten Entschluß erforderlich. Wir werden dadurch in einer tieferen Schicht unseres Wesens angesprochen. Es geht eben nicht um rasche intellektuelle Wissensaneignung, sondern um die Umwandlung vorhandener Gewohnheiten oder Seelenkräfte, um ihre Beherrschung oder gar um die Ausbildung neuer Fähigkeiten. Dies erfordert inneres Wachstum und langsame Reifung in seelischen Lebensvorgängen und verlangt Geduld und Strenge mit sich selbst.

Dabei kann es im Willensbereich um Sein oder Nichtsein, um Gewinn oder Verlust unseres Menschentums gehen. Der Lustmörder oder Sexualverbrecher zeigt in tragischer Weise, daß er die Herrschaft über sich selbst verloren hat; er wird zum Un-Menschen. In der Tat findet sich auf keinem Gebiet der Mensch so sehr mit seiner evolutionsgeschichtlichen Verwandtschaft mit dem Tierreich konfrontiert, wie im Bereich der blutsgebundenen Triebe, Begierden und Leidenschaften. Der Alkoholkranke im Endzustand der Leberzirrhose und des Deliriums zeigt eine Persönlichkeit, die leiblich, seelisch und geistig zerrüttet und zerstört ist. An diesen Zerrbildern menschlicher Existenz wird ersichtlich, was es bedeutet, das Ich immer stärker und bewußter zur Herrschaft im Willensbereich zu führen als zu der Quelle der Mäßigkeit, der Veredelung, der Verantwortung und Selbstbeherrschung. Hier leuchten Sinn und Notwendigkeit aller Willensschulung auf. Sie ist ein unerläßlicher Bestandteil der Selbsterziehung auf dem Felde einer »Psychohygiene«.

Körperliche Betätigung als Notwendigkeit

Das Willensproblem hat eine leibliche, eine seelische und eine geistige Seite. — Leiblich gesehen ist das eigentliche Werkzeug des Willens die Muskulatur in ihrem Zusammenwirken mit dem Skelettsystem über die vermittelnde Funktion der Gelenke. Sie macht 40–50 % unseres Körpergewichtes aus! Wer bedenkt, daß wir nicht nur Arm- und Beinmuskeln haben, sondern daß sich die Muskulatur über den ganzen Rumpf erstreckt in Gestalt der mächtigen Rücken-, Bauch- und Atmungsmuskulatur, und über die Hals-, Sprech- und Kaumuskeln erst in der Ruhe des Schädels verebbt, der wird gewahr, in welchem Umfang der Mensch als ein Bewegungswesen veranlagt ist. Es gilt daher als eine besondere Aufgabe der Erziehung, über Spielen, Turnen, Sport und Werken bis in die Geschicklichkeitsübungen die Geistseele des Kindes zum Ergreifen der Leiblichkeit mit Kraft, Wendigkeit und Freude zu geleiten. Der über 20 Jahre sich hinziehende Verkörperungsprozeß benötigt viele kleine Schritte bis zur vollständigen, gesunden *Inkarnation*, was ja wörtlich Ver-Fleischlichung heißt und somit auf die Muskeln als Werkzeuge des Willens Bezug nimmt. Nach dem morgendlichen Erwachen wiederholen wir auch als Erwachsene noch diesen Verkörperungsprozeß in abgekürzter Form mit dem täglichen Zu-sich-Kommen und Aufstehen.

Im Zeitalter der Technik und der Maschine wird dem Menschen allerdings die körperliche Betätigung mehr und mehr abgenommen. Durch die modernen Transportmittel wie Auto, Bergbahn, Rolltreppe und Lift verläuft dieser Reduktionsprozeß bis in die eigene Fortbewegung. Der frühere Schwerarbeiter ist immer mehr zum Bediener von Maschinen mit ihren Knöpfen und Hebeln oder gar zum Kopfarbeiter geworden. Hinzu kommen viele Berufssituationen, die den Menschen Tag für Tag stundenlang an Stuhl und Schreibtisch fesseln. Der dadurch hervorgerufene Bewegungsmangel fördert – besonders verbunden mit Übergewicht – die Entstehung vieler Krankheiten wie Rheuma, Skelettdeformationen, Ablagerungen, Bluthochdruck, Blutverfettung und die Zuckerkrankheit. Jeder Erwachsene sollte deshalb prüfen, wie er, je nach individueller Situation und Neigungen, die Bewegungsarmut ausgleichen kann. Sie schwächt nicht nur seine physischen Willenskräfte, sondern hat stets negative Rückwirkungen auf die unlösbar mit ihnen verbundenen Stoffwechselfunktionen.

Es ist also äußerst wichtig, daß in der Freizeit zusätzlich etwas getan wird, wobei es auf das *Was* weniger ankommt. Sportarten wie Tennis, Schwimmen, Rudern, Wandern, auch ein gemäßigtes Jogging bieten sich an neben den vielfältigen Hobbybeschäftigungen wie Werken, Gärtnern oder auch Gymnastik und Eurythmie. Niemand unterschätze die Bedeutung solcher körperlichen Betätigung im Sinne eines physischen Sich-Durchtrainierens, das selbstverständlich auch der Konstitution und dem Alter angepaßt werden muß – und Freude bereiten soll! Die menschliche Natur fordert, besonders im modernen Zivilisationsgetriebe, eine solche zusätzliche Pflege des täglichen Einkörperungsprozesses in bewußter Form.

Die Notwendigkeit dazu wird noch einleuchtender, wenn wir bedenken, daß der untätige Muskel in der Ruhe nicht erstarkt, sondern schwächer wird. Im Sinnes-Nerven-System ist das Gegenteil der Fall. Beim Wahrnehmen und Vorstellen finden stets organische Abbau- und Entgestaltungsprozesse statt, welche die Ruhe- und Regenerationsphase des Schlafes erforderlich machen. Bei der Willensbetätigung hingegen wird zwar der Muskelzucker zur Erzeugung physischer Energie verbrannt, aber der Muskel selbst erkraftet dabei. Es könnte überraschen, daß man nach einer durch Knochenbruch erzwungenen Ruhepause in der Beinmuskulatur nach der Abnahme des Gipsverbandes nicht »ausgeruhte, erholte und gekräftigte« Muskeln vorfindet, sondern eine schwach gewordene, atrophierte (geschwundene) Muskulatur und steife Gelenke, die nur mühsam durch Massage und Bewegungsübungen wieder normalisiert werden können. Im Sinne der schon oben betonten Polarität von Gliedmaßen- und Nervensystem wird der Muskel durch Betätigung gekräftigt und nimmt an Dicke und Substanz zu, wie jeder Sportler weiß. Erst dieser Tatbestand verleiht dem regelmäßigen Training seinen eigentlichen Sinn. Dabei wirkt sich die körperliche Ertüchtigung nicht nur günstig auf den gesamten Blutkreislauf aus – im Sinne der Anhebung eines zu niedrigen und der Senkung eines zu hohen Blutdruckes –, sondern sie kräftigt meßbar zugleich auch das Herz, diesen stärksten Hohlmuskel des Körpers, in dem unser Lebenswille stark verankert ist.

Diese Phänomene zeigen, wie eng das Willenswesen mit den Lebenstiefen des Stoffwechsels und all seinen Aufbaufunktionen wie Ernährung, Blutbildung und Regenerationskraft verbunden ist – bis in die Fortpflanzungsorgane hinein. Die positive Auswirkung der meisten der folgenden Willensübungen erstreckt sich deshalb bis in die leibliche Gesundheit.

Die Initiativhandlung

Von einem Schulkind wird vorausgesetzt, daß es rechtzeitig zum Unterrichtsbeginn erscheint. Auch vom Vortrags-, Konzert- und Theaterbesucher erwarten wir ein hohes Maß an Pünktlichkeit. Für leicht Verspätete wird oft ein »akademisches Viertel« bis zum Veranstaltungsbeginn zugegeben. Bus und Bahn aber können nicht warten! Die modernen Verkehrsmittel erziehen ihre Benutzer zwangsweise zur Pünktlichkeit. Ein absolut unpünktlicher Mensch macht einen unordentlichen, unzuverlässigen oder undisziplinierten Eindruck. Wird er – zeitlich – mit sich selbst nicht fertig oder ist es Gleichgültigkeit dem gesellschaftlichen Leben und seinen Ordnungen gegenüber, was ihn in seinem ungebührlichen Verhalten gefangenhält? – Wie aber erziehen wir uns selbst zur Tugend der Pünktlichkeit?

Auf dem anthroposophischen Schulungsweg begegnet der Geistes-schüler der Aufforderung, die eigentliche meditative Schulung unter allen Umständen mit den sogenannten sechs Nebenübungen zu beglei-ten, da ohne die Harmonisierung der Seele, die durch sie bewirkt wird, der Übungsweg mit großen Gefahren verbunden ist[1]. Die erste dieser Übungen besteht in der »Kontrolle der Gedanken« (sie wurde in dem Merkblatt über »Heilkräfte des Denkens und Gedächtnisschulung« bereits erwähnt). Die zweite Übung führt zu einer ausgesprochenen Schulung des Willens.

Hierfür ist erforderlich, sich zu einer ganz bestimmten Zeit des Tages, etwa jeden Morgen, die Durchführung einer selbst ausgedachten, klei-nen Verrichtung vorzunehmen. Für diese Handlung soll es in unserem beruflichen und privaten Pflichtenkreis keine äußere Veranlassung geben. So könnte man zum Beispiel um Punkt 16 Uhr im Büro ein bestimmtes Fenster dreimal öffnen und rasch wieder schließen. Da bei diesem kurzen »Lüften« keine frische Luft hereinkommt, ist die Handha-bung im äußeren Sinne zwecklos. Man könnte auch die Armbanduhr vom linken Unterarm auf den rechten umwechseln und zwei Stunden später wieder zurückführen. Es ließe sich auch ein bestimmter Gegen-stand aus der Handtasche herausnehmen, in die linke Hand tun und sofort wieder zurückbefördern. Eine scheinbar sinnlose Angelegenheit! Wer nicht weiß, wo er sich zu einer bestimmten Zeit befindet, könnte sich vornehmen, dreimal mit dem linken Absatz leicht auf den Boden zu klopfen. Fuß und Erde sind immer zur Hand!

Wer zum ersten Mal von dieser scheinbar leichten Übung hört, mag vielleicht der Meinung sein, daß die geschilderten »Kleinigkeiten« zu nicht viel führen können, zumal solche »zwecklosen« Betätigungen keinen sichtbaren Effekt oder Nutzen haben. Wer jedoch auch nur zehn Tage – probeweise – versucht, diese Übung zu machen, bekommt vor ihr sicher großen Respekt. Er merkt zumindest, wie schwierig es ist, sich während der Pflichten des Alltags im rechten Augenblick an die selbst vorgenommene kleine Aufgabe zu erinnern, sie sich Tag für Tag erneut vorzunehmen und pünktlich durchzuführen.

Es empfiehlt sich im Anfang, möglichst die gleiche Übung zur glei-chen Zeit für einige Wochen durchzuhalten und später den Zeitpunkt

---

1   Rudolf Steiner, Die Erkenntnis der höheren Welten, in »Die Geheimwissenschaft im Umriß«, Rudolf Steiner-Verlag, 30. Aufl. Dornach 1989, Gesamtausgabe Nr. 13

und schließlich auch die Art der Durchführung öfter zu wechseln, damit eine solche Handlung nicht selbst zur Gewohnheit wird. Man kann auch eine gleichbleibende Übung beibehalten und zusätzlich bei einer zweiten Zeitpunkt und Art der Durchführung täglich abwandeln.

Mehr als bei vielen anderen Übungen sollte man hier an das Sprichwort denken »Steter Tropfen höhlt den Stein«. Es ist ein Unterschied, ob man ein Jahr hat übungslos verstreichen lassen oder sich 365mal um die Durchführung eines selbst gegebenen Befehls bemüht hat. In Schulungsstätten und Orden früherer Zeiten gehörte der unbedingte Gehorsam gegenüber den von der Ordensregel auferlegten Pflichten zur Schulung der Novizen und Ordensbrüder. Pünktlichkeit und Disziplin wurden von der Obrigkeit streng überwacht. Im Falle der Initiativhandlung sind wir berufen, in Freiheit selbst die Pflicht eines Novizen und die Aufsichtsfunktion des Abtes zu übernehmen. Unser Ich ist die Instanz, die einerseits die Handlung getreulich und gehorsam durchführt und andererseits als Aufseher und Initiator sich betätigt. So führt es sich selbst zu einem gewissen Erwachen und Erkraften in seiner Willensnatur. Zunehmende Pünktlichkeit, Pflichtbewußtsein und Zuverlässigkeit sind die Folgen; sie werden allmählich auch auf das Verhalten im Alltag und im Pflichtenkreis des Lebens ausstrahlen. Es wird dann von der Umgebung als wohltuend empfunden werden, was sich der Übende im stillen erwirbt. Zugleich erhält er eine größere Selbstsicherheit, weil er spürt, »Ich kann mich auf mich selbst besser verlassen«.

Gewohnheiten ändern erhält jung

Das ganze menschliche Seelenleben ist von vielerlei Gewohnheiten durchzogen. Sie reichen von Denkgewohnheiten bis zum gewohnheitsmäßigen Verhalten oder Tun im Willensbereich. Die Gewohnheiten sind mit unseren Fertigkeiten und Fähigkeiten verwandt. Während jedoch letztere in mühsamen Lern- und Übungsschritten, vom Bewußtsein ausgehend, angeeignet werden, wie etwa beim Erlernen des Schreibens oder Spielens eines Musikinstrumentes, haben sich die meisten Gewohnheiten mehr oder weniger unbewußt eingeschlichen.

Das Gedächtnis ist die Voraussetzung aller Lernfähigkeit; es hat seinen Sitz in den unbewußten Tiefen der Gesamtorganisation unserer Lebenskräfte, die in der anthroposophischen Menschenkunde als *Lebensleib* (oder *Ätherleib*) bezeichnet wird (dieser Begriff ist in dem Merkblatt »Schöpferisches Altern, die Furcht vor dem Tode und ihre

Überwindung« ausführlich erörtert). Beim Erlernen von Fertigkeiten greifen wir willentlich tiefer in den Lebensleib ein, der seinerseits den physischen Leib fortwährend belebt und durchorganisiert. Es bilden sich sozusagen eingefahrene Bahnen, die es der Seele ermöglichen, mit Leichtigkeit in entsprechender Weise die ätherische und die physische Leiblichkeit zu ergreifen, ohne über das Wie immer erneut nachdenken zu müssen. Es sei zum Beispiel an die Fähigkeit erinnert, »blind« eine Schreibmaschine bedienen zu können. Ähnliches gilt auch für die Gewohnheiten.

Eine bewußt herbeigeführte Gewohnheitsänderung bedeutet deshalb, vom Ich aus willentlich in diese nicht mehr beachteten Lebensbereiche wieder einzugreifen. Es gilt, einen festgetretenen Boden gleichsam umzugraben oder umzuackern, um einen neuen Weg betreten oder bahnen zu können. Dabei kommt es zu einer Lockerung des Lebensleibes im Verhältnis zum physischen Leib; der Lebensleib wird in seinen Strömungen und Funktionen angeregt, und dies führt zu seiner Stärkung und Neubelebung.

Jeder Mensch hat gute und schlechte, aber auch – gesundheitlich gesehen – neutrale Gewohnheiten. Zu letzteren mag die Art gehören, wie wir uns anziehen. Man könnte einmal, statt mit dem rechten Arm zuerst mit dem linken Arm in den Mantel oder in das Jackett schlüpfen oder etwas ähnliches versuchen. Hierzu sagt Rudolf Steiner: »Es braucht ja der Mensch durchaus nicht gleich ein fanatischer Anhänger zu sein der gleichen Benützbarkeit der linken und rechten Hand; aber, wenn er doch in einer mäßigen Weise versucht, wenigstens gewisse Verrichtungen auch mit der linken Hand vornehmen zu können – er braucht es nicht weiterzutreiben, als daß er eben einmal im Stande ist, das zu tun –, so übt das einen günstigen Einfluß aus auf die Herrschaft, die unser astralischer Leib auf den ätherischen ausüben soll[2].« Im gleichen Zusammenhang rät er, sich selber wie von außen zuzuschauen und seine Gesten, zum Beispiel die Art, wie man die Hände oder den Kopf bewegt, zu beobachten, um gegebenenfalls eine bestimmte Gebärde auch einmal zu unterdrücken oder abzuändern.

Wer seine Krawatte einmal anders herum zu binden versucht und sich dabei so ungeschickt wie ein Kind vorkommt, merkt erst, wie tief eine Gewohnheit sitzt. Man ist gezwungen, diese Verrichtung völlig neu, wie von vorn anzufangen und willensmäßig ganz konzentriert dabei zu sein.

---

2 Rudolf Steiner, Nervosität und Ichheit, Einzelvortrag, München, 11. Januar 1912, Rudolf Steiner-Verlag, Dornach 1987, aus Gesamtausgabe Nr. 143

Aber gerade die »Aufmerksamkeit zu verwenden auf das, was man tut, heißt immer, seinen innersten Wesenskern mit der Sache in innigen Zusammenhang zu bringen. Alles das wiederum, was unseren innersten Wesenskern in Zusammenhang mit dem bringt, was wir tun, stärkt unseren Äther- oder Lebensleib. Und wir werden dadurch gesündere Menschen«[2]. Dies gilt besonders auch, wenn man bemüht ist, vielleicht im Urlaub, täglich eine Viertel- oder eine halbe Stunde dafür zu benutzen, sich eine etwas andere Schrift anzueignen oder wenigstens einige besonders kümmerliche oder unleserlich herauskommende Buchstaben – immer wieder wie malend – zu verbessern.

Besonders nützlich ist es, auf die Eß-, Schlaf-, Genußgewohnheiten oder auch auf sonstige Lebensgewohnheiten zu achten, die unmittelbar mit der seelischen und leiblichen Gesundheit zu tun haben. Wer zum Beispiel schlecht kaut, zu rasch ißt oder schlingt und während des Essens noch die Zeitung zu »verdauen« sucht, fördert die Entstehung eines nervösen, verkrampften Reizmagens und schließlich auch die Bildung eines Magengeschwürs. Dagegen tut er nicht nur sich selbst einen Gefallen, sondern wirkt auch wohltuend auf den Magen zurück, wenn er lernt, was mit Sorgfalt und Liebe gekocht wurde, auch mit einer gewissen Hingabe und Liebe zu genießen. Es stärkt auch den Willen, wenn man sich bemüht, »Anti-Appetite«, also die Abneigung gegen gewisse Speisen, zu überwinden. Man sollte bewußt gelegentlich etwas essen, was man gar nicht mag oder scheinbar nicht verträgt, und bemüht sein, dieses sogar für einige Zeit in seinen Speiseplan aufzunehmen.

Noch schwieriger dürfte es sein, sich ein gereiztes oder ungeduldiges Verhalten abzugewöhnen. Der bloße Entschluß »Von morgen an bin ich nicht mehr ungeduldig oder cholerisch« genügt erfahrungsgemäß nicht; ist doch, wie der Volksmund sagt, »der Weg zur Hölle mit guten Vorsätzen gepflastert«. Es bedarf einer gewissen Vorarbeit oder besonderen »Technik« zur Änderung einer so fest verwurzelten und mit dem Gemütsleben verbundenen Gewohnheit. Man muß sich die Zeit nehmen, wiederholt über Ursachen, schädliche Folgen und Zwecklosigkeit der zu bekämpfenden, als schlecht oder störend empfundenen Verhaltensweise gründlich nachzudenken. Erst aus einem solchen *Über-legen* erwächst langsam aber sicher die innere Kraft der *Über-legenheit* des Ich über ein Verhalten, das seiner Kontrolle mehr oder weniger entglitten ist. Dabei kommt es darauf an, daß der Übende »sich in seinen Augenblicken der Ruhe so sehr mit dem Gefühl von der Zwecklosigkeit vieler Ungeduld durchdringt, daß er fortan bei jeder *erlebten* Ungeduld sofort dieses Gefühl gegenwärtig hat«. Er bekämpft also nicht mit einer bloßen

Vorstellung oder einem abstrakten Beschluß ein negatives Gefühl, sondern er tritt ihm, gerüstet mit einem frei erzeugten anderen Gefühl, gegenüber. Gleiches wird mit Gleichem überwunden!»Die Ungeduld, die sich schon einstellen wollte, verschwindet, und eine Zeit, die sonst verlorengegangen wäre unter den Vorstellungen der Ungeduld, wird vielleicht ausgefüllt von einer nützlichen Beobachtung, die während des Wartens gemacht werden kann[3].«

Wie schon das Problem der Pünktlichkeit gezeigt hat, kommt dem gewohnheitsmäßigen, aber bewußt gepflegten Umgang mit der Zeit eine ganz besondere Rolle zu. Der physische Leib muß als *Raumesleib* erfaßt werden, während der für die Vitalität und Regenerationskraft zuständige Lebensleib, der vor allem der Träger des Temperaments und der Gewohnheiten ist, als *Zeitenleib* zu bezeichnen ist (siehe auch Merkblatt »Nervosität – Ich habe keine Zeit«).

Auf eine seelisch-geistige Übung, die unmittelbar damit zusammenhängt und besonders den Ätherleib als Träger des Gedächtnisses stärkt, sei noch hingewiesen. Sie ist ebenfalls mit einer Gewohnheitsänderung verbunden. Man kann versuchen, Gedichte, kleine Musikstücke oder gar den Akt eines Schauspiels sich *rückwärts* vorzustellen und durchzugehen. Der dabei aufgebrachte innere Wille muß sich also dem gewohnten, mehr oder weniger automatischen Ablauf des Stroms der Erinnerungen entgegenstellen. Wiederum greifen wir dynamisierend in den Zeitenleib ein. »Das ist eine außerordentlich wichtige Sache. Denn wenn wir in einem umfassenderen Sinne so etwas machen, tragen wir wieder bei zu einer ungeheuren Stärkung des Ätherleibes. Ganze Dramen von rückwärts nach vorne, das, was wir gelernt haben an Erzählungen oder dergleichen, vom Ende nach vorne durchzudenken, das sind Dinge, die in höchstem Grade für die Konsolidierung des Ätherleibes von Wichtigkeit sind[3].« Dadurch kann zum Beispiel der immer mehr sich ausbreitenden Neigung zu allergischen Reaktionen entgegengewirkt werden. Werden diese doch vor allem von solchen Zivilisationseinflüssen hervorgerufen, welche die Vitalität schwächen oder zermürben.

In der heutigen Biologie wird die *Mutation*, das ist die zufällige *Änderung* der molekularen Struktur der Chromosomen, als ein Hauptgrund für die Höherentwicklung der Naturgeschöpfe angesehen. Diese können sich dadurch dem Zwang der Vererbung als der fortdauernden

---

3   Rudolf Steiner, Wie erlangt man Erkenntnisse der höheren Welten?, Rudolf Steiner-
    Verlag, 23. Aufl. Dornach 1982, Gesamtausgabe Nr. 10

Wiederholung des Gleichen entreißen. In der bewußt geübten Gewohn-heits-*Änderung* vermag der Mensch gezielt diesen Vorgang auf einer höheren Ebene und in sinnvoller Weise abgewandelt als Entwicklungs-prinzip einzusetzen. Er wird dadurch zu einer gewissen inneren Elastizi-tät aufgerufen. Gerade diese wirkt belebend auf den Lebensleib zurück, erhält ihn selbst elastisch und trägt zur Stärkung der Erinnerungs- und Lernfähigkeit sowie der Vitalität bis ins hohe Alter bei. Gewohnheits-Änderungen erhalten jung!

Der Wunschverzicht als zeitgemäße Askese

Mit berechtigter Sorge blicken heute viele Erzieher auf die Drogenwelle hin, die seit über zwei Jahrzehnten vorwiegend jüngere Menschen ergreift, und suchen ihrer Ursache auf den Grund zu kommen. Dies wird so lange nicht möglich sein, als übersehen wird, daß Suchterschei-nungen als solche bei den Erwachsenen selbst in vielerlei Form zu einem unbewältigtem Problem unserer Wohlstandsgesellschaft gewor-den sind. Während »unterentwickelte« Völker unter Entbehrungen lei-den und Millionen verhungern, »leben wir uns zu Tode«, wie Professor Jores es formulierte, vor allem im Hinblick auf die Unmäßigkeit im Essen, Trinken und Rauchen. Die Genußsucht ist eines der größten Übel unserer Gesellschaft und hat sich auf fast alle Lebensgebiete ausgedehnt. Der Tablettenmißbrauch von Schmerz-, Schlaf-, Beruhigungs- und Bele-bungsmitteln (Psychopharmaka) setzt sich in der rein seelischen Ebene fort, wo die Massenmedien der wachsenden Bildersucht und Sensations-gier immer mehr entgegenkommen. Im Gesundheitswesen haben diejeni-gen Krankheiten, die als Folgen der Unmäßigkeit auftreten, mit zu der nach wie vor unbewältigten Kostenexplosion geführt. Ärztliche Behand-lung, Arbeitsausfall und vorzeitige Invalidisierung belasten das Volks-vermögen mit Milliardenbeträgen. Moralisch gesehen, stehen wir vor einer gesellschaftlichen Niedergangserscheinung unserer Zeit, die zudem von unsäglichen menschlichen Tragödien begleitet wird. Ange-sichts des Endschicksals eines schweren Alkoholikers wurde diese Seite der Sucht bereits kurz angedeutet (siehe dazu das Merkblatt »Die tole-rierte Sucht – Rauchen und Trinken« und »Droge und Suchtentste-hung«).
Viele Ärzte, Psychosomatiker und Psychotherapeuten haben deshalb wiederholt die Forderung nach mehr Selbstverantwortung und Maßhal-ten aufgestellt. So schlug zum Beispiel Bodamer bereits vor Jahrzehnten

in seinem Buch »Der Mensch ohne Ich« eine bewußte »Askese« beim Gebrauch der Massenmedien vor. Woran aber scheitern fast alle Ratschläge und gutgemeinten Hinweise?

Alle Suchterscheinungen, wie immer sie auch verursacht werden mögen, sind hauptsächlich ein Ausdruck persönlicher Willensschwäche. Denn die meisten Menschen wissen, über vielerlei Kanäle bestens belehrt oder informiert, um die Schädlichkeit und die schlimmen Folgen ihres Verhaltens, das der leiblichen und seelischen Gesundheit abträglich ist. Die Auseinandersetzung zwischen der Vernunft und der Triebseite des menschlichen Wesens – wer hätte dies nicht schon am eigenen Leibe erfahren! – endet nur allzuoft mit einer Niederlage der Vernunft. Die hohe Rückfallquote nach Entziehungskuren aller Art bestätigt diese negative Erfahrung. Schon Faust mußte bekennen: »Zwei Seelen wohnen, ach, in meiner Brust!«

Auch stellen immer mehr Ärzte und Psychologen fest, daß die »Leidensfähigkeit« der Gesamtbevölkerung immer geringer wird. Dies ist ein weiteres Zeichen von Willensschwäche, die bei durchaus noch erträglichen Schmerzen, Unpäßlichkeiten oder seelischen Belastungen den Griff zur Tablette bis hin zur Droge beschleunigt.

Wir sind damit im Zentrum des behandelten Themas der Willenserziehung, sowie ihrer Problematik und Notwendigkeit, angelangt. Die Frage nach den Möglichkeiten einer individuellen *seelischen Hygiene* im Sinne der Selbsterziehung weitet sich aus zur Dimension einer zeitgeforderten *sozialen Hygiene* für alle Bevölkerungsschichten. Der damit gestellten volkspädagogischen Aufgabe soll auch dieses Heft dienen.

Schon 1912 erkannte Rudolf Steiner, wie aus dem wiederholt zitierten Vortrag »Nervosität und Ichheit« hervorgeht, daß in diesem Zusammenhang »von einem großen Belang ist, was man nennen könnte die Willenskultur«. Er weist auf »eine gewisse Willensschwäche« hin, die zum Beispiel darin besteht, »daß die Menschen gleichsam etwas wollen und doch wiederum es nicht wollen oder wenigstens nicht dazu kommen, wirklich auch auszuführen, was sie wollen«[2].

Um dieser tiefgreifenden Charakterschwäche abzuhelfen, rät der Geistesforscher unter anderem, sich einen systematischen, immer wieder einmal in verschiedenen Lebenssituationen geübten *Wunschverzicht* aufzuerlegen. Es gilt dabei, »Wünsche, die zweifellos vorhanden sind, zu unterdrücken, sie nicht zur Ausführung zu bringen, wenn die Nichtausführung der Wünsche keinen Schaden bringt . . . und ohne, daß man selber seine Pflicht verletzt . . ., was durch die Erfüllung weiter nichts bringt als Behaglichkeit, Freude, Lust . . ., dann bedeutet jede

Unterdrückung irgendeiner Wunschgattung einen Zufluß an Willensstärke, an Stärke des Ich«[2] über den seelischen Bereich unserer meist an
die Leiblichkeit gebundenen Triebe, Begehrlichkeiten und Egoismen.

Dieser Übungsvorschlag wird in unserer Zeit zweifellos als denkbar
unpopulär, vielleicht sogar als rückschrittlich oder als »ungesund« empfunden werden. Denn der moderne Mensch strebt nach laufender Steigerung des Lebensgenusses und nach »Lustmaximierung«. Es gibt sogar
psychotherapeutische Richtungen, welche ein hemmungsloses Sichaus-
leben bis zum Brüllen und Toben empfehlen als »Befreiung« von allerlei
Zwängen und Verdrängungen. Solche Einstellungen sind der blanke
Ausdruck einer materialistischen Lebensauffassung und -gesinnung; sie
übersehen wesentliche Grundgesetze des seelisch-geistigen Lebens.

Die genannte Übung soll uns ja nicht den Zugang verschließen zu den
Genußmöglichkeiten des Lebens in Freude, Liebe und Dankbarkeit. Sie
schafft jedoch durch den gelegentlichen, aber eben systematisch und in
Besonnenheit geübten Verzicht die Voraussetzung für die so dringend
erforderliche Tugend der Mäßigkeit, welche Rudolf Steiner einmal als
die zu erringende Urtugend unseres Zeitalters bezeichnete. So wird der
Gefahr des Abgleitens in Sucht und Abhängigkeit durch Willensstärkung
von Anfang an ein Riegel vorgeschoben. So gesehen, hat diese auf
einem entsprechenden Lebensgebiet einen vorbeugenden, selbstge-
handhabten psychotherapeutischen Charakter; sie ist deshalb geeignet,
dem oben angeführten Problem der Suchtgefährdung der Gesamtbevölkerung von Grund auf zu begegnen mit allen positiven Auswirkungen.
Sie sollte mit allen Mitteln moderner Kommunikationsmöglichkeiten
unter die Menschen gebracht werden.

Bei dem freiwilligen Wunschverzicht darf nicht das negative Gefühl
im Vordergrund stehen, das erwächst aus dem »Du sollst nicht, du darfst
nicht, es ist aus gesundheitlichen oder anderen Gründen unzuträglich
und verboten«! Der Übende sollte sich vielmehr bewußt sein, daß er in
der Lage ist, durch den Einsatz der besten Seite seines Wesens, der
Ichhaftigkeit des Menschseins, aus Einsicht und in Freiheit zu handeln.
Er kann lernen, sich zu beherrschen und dadurch einer allgegenwärtigen
Gefahr zu begegnen, um zugleich einen wesentlichen, wenn auch
kleinen Schritt auf dem Entwicklungsweg seiner Persönlichkeit zu voll-
ziehen. Das so erhöhte Selbstwertgefühl vermag den bewußt herbeige-
führten Verlust an Genußfreude mehr als auszugleichen. Man sollte sich
auch ins Bewußtsein rufen, daß es keine geistige Schulung in den
vorchristlichen Menschheitskulturen und in den mittelalterlichen
Ordenszusammenhängen gab ohne die in verschiedenen Ebenen geübte

Askese. Als spirituelles Übungsprinzip spielt sie eine kulturbildende Rolle und klingt zum Beispiel in den aus religiösen Motiven vorgeschriebenen Fastenzeiten des Kirchenjahres noch nach. Der in Freiheit geübte Wunschverzicht greift in individueller und zeitgemäß abgewandelter Form das Prinzip der Askese wieder auf.

Die dargestellte Übung überschneidet sich vielfach mit der bereits behandelten Übung der Gewohnheits-Änderung und vermag gerade deshalb eine Steigerung der geschilderten positiven Auswirkungen hervorzurufen. Der vierwöchig geübte Verzicht auf den Zucker im Kaffee oder Tee führt unter Umständen zu einer neuen Gewohnheit.

Rudolf Steiner warnt jedoch in Hinweisen zur Pädagogik davor, so ohne weiteres »in die Erziehungsprinzipien die Nichterfüllung der Wünsche der Zöglinge einzuführen«. Das könne unzuträgliche Antipathien wecken. Er rät hingegen den Erwachsenen, »uns in Gegenwart derer, die wir zu erziehen haben, dieses oder jenes deutlich bemerkbar zu versagen«[2]. Dadurch werde der Nachahmungstrieb angeregt, und das sei von größter Bedeutung. Auf diese Weise könnte sich dem »autofreien Sonntag« ein zuckerfreier, fleischloser, rauch- oder bildschirmfreier Tag hinzugesellen oder vielleicht sogar in der Familie eine ganze Übungswoche daraus werden. Wenn der Vater regelmäßig jeden Donnerstag den gewohnten Blick in die Morgenzeitung unterläßt, oder die Eltern vier Wochen im Jahr auf die gewohnten Zigaretten oder auf den Alkohol verzichten, stärkt ein solches Vorgehen nicht nur den Willen der Erwachsenen, sondern macht auf die heranwachsende Jugend einen bleibenden Eindruck. Es bewirkt mehr als alle Mahnungen oder gar Verbote. So könnte die Voraussetzung dazu entstehen, vielleicht in der ganzen Familie gemeinschaftlich vierwöchige »Verzichtperioden« einzuführen. Diese könnten zeitlich so gelegt werden, daß sie mit dem Tag eines Familienfestes, zum Beispiel mit einem Geburtstag, abschließen. Ist doch die Vorfreude die größte Freude! Solche Gebräuche wären die geeigneten Mittel, dem Anwachsen des Nikotin- und Alkoholkonsums, vor allen Dingen seinem Vordringen in immer jüngere Jahrgänge der Schuljugend, zu steuern.

Willensimpulsierung durch Zielsetzung

Eine vernünftige, das heißt aber die typisch menschliche Handlung ist stets von Gedanken durchsetzt, wird durch sie ausgerichtet und impulsiert. Dies lenkt die Aufmerksamkeit auf die Verwobenheit aller Regungen des menschlichen Seelenlebens, in dem das Willensleben nicht isoliert für sich allein betrachtet werden kann. So findet auch keine Vorstellung den Weg vom Kopf zur ausführenden Hand ohne die Beteiligung des Gefühlslebens. Ein geringstes Maß von Sympathie oder Antipathie, die sich jedoch bis zur Liebe oder zum Haß steigern können, oder ein angemessenes Pflicht- oder Verantwortlichkeitsgefühl müssen die vermittelnde Brücke zwischen Vorstellung und Willensakt bilden. In stark emotional bedingten Handlungen kann dabei das Gefühlsmoment ganz in den Vordergrund treten. Andererseits schwächen Interesselosigkeit und Gleichgültigkeit auf jeden Fall den Willen, der gerade für seine intuitive Seite ein engagiertes Gemüt braucht. Darauf beruht, besonders im pädagogischen Bereich, die Schädlichkeit, ja Menschenfeindlichkeit allen Intellektualismus, der die Gemütskräfte kalt läßt und anzuregen nicht in der Lage ist. Die heute so weit verbreitete Oberflächlichkeit, die einhergeht mit einer Abstumpfung des Gemüts, wirkt aber entscheidend in negativer Weise auf die Willenstiefen zurück und bahnt dem Aufsteigen der ungeläuterten Triebnatur den Weg. Die Belebung der menschlichen Mitte durch echtes künstlerisches Erleben und Sichbetätigen bewirkt das Gegenteil und weckt zugleich kreative Willenskräfte.

Wohl jeder hat schon einmal die Erfahrung gemacht, daß eine von Gleichgültigkeit und von Unlust begleitete oder gar widerwillig durchgeführte Arbeit rasch ermüdet. Sie würde auf die Dauer den Willen lähmen. Die vom Feuer der Begeisterung getragene Tätigkeit hingegen beschwingt und belebt und hat zu größten Menschheitsleistungen geführt, wofür es zahlreiche Beispiele in der Geschichte gibt. Die seelisch-geistige Erwärmung für eine Idee kommt der wahren, feurigen Natur des Willens unmittelbar entgegen, der sich physisch nur über einen echten Verbrennungsprozeß im Muskelstoffwechsel verleiblichen kann.

Der Mensch vermag – als einziges geistbegabtes Wesen der Schöpfung – seinen Willen von der gedanklichen Seite her zu durchdringen und so zu motivieren. Dadurch wächst er über die bloße tierische, vererbungsbedingte Triebnatur hinaus. Die zunächst mehr oder weniger unbewußten schöpferisch veranlagten Willenstiefen warten darauf, vom Geist her aufgeweckt und angespornt zu werden. Nichts schwächt und lähmt den Willen mehr als Gedankenlosigkeit und Gefühle der Frustration und der Sinnlosigkeit des Daseins. Die totale Initiativlosigkeit und Willenslähmung des an einer Depression erkrankten Menschen können erschreckend zu Bewußtsein bringen, was das aus der Leiblichkeit aufsteigende Ergebnis sich summierender Stimmungen der Resignation und nicht verarbeiteter, enttäuschender Erlebnisse ist. Der menschliche Wille bedarf der sich stets erneuernden Impulsierung durch bestimmte Zielvorstellungen. Sie verleihen dem Leben selbst und damit auch jeder menschlichen Tätigkeit einen Sinn. Nur aus ihnen erwächst das dem Willen erforderliche Lebensblut, das ihn kräftig und gesund erhält. Zielvorstellungen und die lebensnotwendigen Ideale können allerdings nur aus einer umfassenden, mit der Geistigkeit der Welt verbundenen Lebensauffassung hervorgehen. Von dieser aller Willensbildung übergeordneten Thematik ist in dem Merkblatt »Hat das Leben einen Sinn? Schicksal und Wiederverkörperung« ausführlich die Rede, auf das hiermit verwiesen sei. Auch der Impuls zur konsequenten Durchführung der in vorliegender Schrift angeführten Willensübungen bedarf einer bestimmten, individuellen Zielvorstellung, welcher die Frage nach dem Sinn mühevoller Selbsterziehung zugrundeliegt.

Vom ausgebildeten oder kultivierten menschlichen Willen wird Energie, Ausdauer, Aktivität, schöpferische Fähigkeit und Initiative erwartet – Eigenschaften, deren Entwicklung die hier angegebenen Übungen dienlich sein können. Aber wie sich mit dem Sprechen das Zuhören verbinden muß, und dem Reden die Tugend des Schweigens vorangeht, so gehört zur aktiven Willensseite das zeitgerechte Wartenkönnen und ein bestimmtes Maß von Ergebenheit. Das Gegenteil liegt vor, wenn der Mensch mit dem eigenen Schicksal hadert. Das schwächt den Willen. Das Wissen um seinen höheren Sinn hingegen und die daraus hervorgehende Bejahung stärken ihn. Auf der höchsten, einer urbildhaften Ebene leuchtet dieses Geheimnis in den Worten des Christus in Gethsemane auf: »Nicht mein, sondern Dein Wille geschehe.« Im Urgebet der Christenheit, dem Vaterunser, findet sich die Bitte: »Dein Wille geschehe auf Erden wie im Himmel.« Der damit angesprochene göttliche Wille aber kann nur durch die willensmäßige Betätigung des Erdenmenschen verwirklicht werden und seine Erfüllung finden. Damit sei zum Abschluß auf diejenige Stufe der moralisch-religiösen Seite des Willens hingewiesen, auf welcher der Mensch über sich und seine Egoität hinauszuwachsen vermag im Sinne einer selbstlosen und überpersönlichen Betätigung im Dienste der Menschheit und der gesamten Welt. Mit den Schritten auf dieses Ziel hin verwirklicht er als Willenswesen seine Freiheitsmöglichkeit und Menschenwürde.

Zwischenbemerkung des Herausgebers

Die hier behandelten Aufgaben der Willensschulung sind unlösbar ver-
knüpft mit der Frage nach der Erziehung und Ausbildung des Willens der
heranwachsenden Jugend in Elternhaus und Schule. Schon 1911 hat
Rudolf Steiner, der spätere Begründer der Waldorfpädagogik, die
Bemerkung gemacht, daß ohne die Aufnahme geisteswissenschaftlicher
Gesichtspunkte in die Erziehung ein immer willensschwächeres
Geschlecht entstehen würde. In der Tat wird durch die Qualität der
Willensschulung in der Pädagogik die charakterliche Veranlagung des
Erwachsenen tiefgreifend mitbestimmt. Fehler oder Unterlassungen auf
diesem Gebiet wirken sich ebenso sicher schädigend und schwächend
für das ganze spätere Leben aus, wie andererseits ein Ansprechen des
Willens, das dem sich verkörpernden Ich gemäß ist, dem Menschen
zeitlebens zugute kommt. Aus diesem Grunde kommt im zweiten Teil
dieser Schrift ein erfahrener Pädagoge der Waldorfschulbewegung zu
Wort. Doch darf zum Abschluß der bisherigen Ausführungen noch
darauf hingewiesen werden, daß bei der Durchführung auch nur eines
Teils der bereits angegebenen Übungen »wir im späteren Leben . . . in
dieser Beziehung manches nachholen können, was ja auch die Erziehung gegenwärtig vielfach vernachlässigt«.

KURT BROTBECK

Die Willensbildung in der Erziehung

Anregungen zur Willensbildung in der Pädagogik

In der modernen Pädagogik stellt die Willensbildung gewissermaßen ein Stiefkind dar. Das hat verschiedene Gründe. Einmal hängt die Vernachlässigung der Willensbildung in unseren Schulprogrammen damit zusammen, daß sich das Ziel der Ausbildung seit der Aufklärung des 18. Jahrhunderts vorwiegend auf die kognitiven Fähigkeiten konzentriert hat, das heißt auf die Schulung der intellektuellen Anlagen. Zum andern mag es zusammenhängen damit, daß die Willensbildung überhaupt zu den schwierigsten Aufgaben der Pädagogik gezählt werden muß, weil der Wille sich jedem bewußten Zugriff entzieht. Zum dritten wird geltend gemacht, daß zur Willensschulung der Wille bereits vorausgesetzt werden muß.

Wir möchten anzudeuten versuchen, wie in der Waldorfpädagogik die Willenskräfte im Erziehungsalter, das von der Geburt bis zum Eintritt der Mündigkeit reicht, in einer altersgemäßen und stufengerechten Weise angesprochen und gefördert werden können. Wie Walther Bühler weiter oben angedeutet hat, hat alle Willensbildung eine physische, eine seelische und eine geistige Seite. Diese drei Seiten lassen sich sehr deutlich an der Methodik der Willensschulung in den drei Entwicklungsphasen ablesen, die die Bildungsarbeit am werdenden Menschen bestimmen. Im Vorschulalter schließt alle Willensschulung in vorherrschendem Maße an die Wachstums- und Formkräfte des physischen Leibes an; im Schulalter kommt die seelische Seite und im Adoleszenzalter die geistige Seite der Willenserziehung hinzu. Dies soll hier in Kürze ausgeführt werden.

Wie schulen wir den Willen in den ersten sieben Jahren?

Die ersten sieben Jahre bilden eine Entwicklungsphase, die das ganze weitere Leben des Menschen weitgehend bestimmt. Während dieser Zeit steht das Kind vor einer doppelten Aufgabe: Es muß seinen eigenen physischen Leib ausbilden, aufrichten und beherrschen und sich in der näheren Umgebung orientieren und bewegen lernen[1].

Der ersten Aufgabe dient das erste Lebensjahr. In diesem Jahr ergreifen die geistigen Kräfte allmählich den Körper. Es ist für Eltern und Erzieher immer eindrucksvoll zu erleben, wie das Kind gewissermaßen von oben nach unten erwacht und sein Wahrnehmungsfeld vergrößert. Zuerst erwacht der Blick, die Augen erfassen die Mutter, dann folgen die Gesichtsmuskeln, das Kind lächelt, dann hebt es den Kopf. Im ersten Vierteljahr erwirbt es die Herrschaft über die Kopf- und Halsbewegungen, das zweite Vierteljahr gilt der Ertüchtigung der Arme und Hände, das Kind wird zu einem »Greifling«. Am Ende dieser Periode lernt es sitzen. Während des dritten Vierteljahres »entdeckt« es seine Beine und übt sich im Stehen. Gegen das Ende des ersten Lebensjahres, manchmal auch später, versucht es vom freien Stehen aus die ersten selbständigen Schritte in den Raum zu tun. Welch mächtiger Eindruck: der erste Schritt! Es hat nun den Grad an »Erdenreife« und »Weltoffenheit« (Portmann) erworben, der ihm eine fruchtbare Kontaktaufnahme mit Eltern, Erziehern und der weiteren Umgebung erlaubt. Aber schon das »Ereignis« des freien aufrechten Stehens und Gehens ist nicht ein Naturgeschehen, ist nicht Ergebnis erbmotorischer Anlagen, sondern ist ein »Kulturgut«, denn nur unter aufrechten Menschen erwirbt das Kind die Senkrechte, und dennoch würde alle menschliche Bemühung diese Aufrichtung nicht zustande bringen, wenn nicht im Kind selbst die Ich-Kraft lebte, die es allein fähig macht, aufrecht und »aufrichtig« in der Welt zu stehen. Die aufrechte Haltung ist der erste Sieg dieser Kraft über die unteren Naturreiche. Nur wenn dieser Sieg errungen ist, können die weiteren Siege erfochten werden: Gehen – Sprechen – Denken, die drei »königlichen« Gaben, die den Menschen erst zu dem machen, was er werden kann: zu einem erkennenden und sich selbst erfragenden Wesen[2].

Was hier als dieses Ergreifen des Leibes von oben nach unten geschildert ist, das stellt die *Inkarnation des Willens* in den physischen Leib dar. Der Wille hat den Leib ergriffen, und nun wendet er sich nach außen. Wie ein kleiner Kolumbus geht nun das Kind auf die Welt los, nach allem greifend, an allem ziehend, was es erhaschen kann. Eine Periode beginnt, die den Erzieher zu großer Aufmerksamkeit verpflichtet.

---

1 Vgl. dazu auch: Kurt Brotbeck, Der Mensch – Bürger zweier Welten, Novalis Verlag, Schaffhausen, S. 56 ff.
2 Vgl. Karl König, Die ersten drei Jahre des Kindes, 8. Aufl. Stuttgart 1988, S. 16

Wann und wo beginnen wir mit der Willensschulung?

Diese Frage stellt sich vielen bewußten Eltern. Wann müssen wir mit der Erziehung, der Willensbildung im besonderen, einsetzen, damit es nicht zu früh, aber auch nicht zu spät ist? Ist jetzt der Augenblick gekommen, da sich das Kind der Umwelt gegenüber aufgeschlossen hat? Nein! Die Willensbildung beginnt schon wenige Tage nach der Geburt, und zwar durch ein Verhalten, das ganz tief in die unbewußte Willensregion, in die Sakristei des Willenslebens, eindringt: nämlich durch einen rhythmisch gestalteten, regelmäßigen Tagesablauf. Ein rhythmisch gestalteter Alltag ist bereits ein erstes Phänomen einer geistgeprägten höheren Wirklichkeit, das sich deutlich von den biologischen Naturprozessen abhebt. Letztere haben zwar in den ersten Lebensmonaten eines Kindes noch durchaus ihre Berechtigung, müssen aber immer mehr durch erzieherische, das heißt von Menschen gelenkte Maßnahmen abgelöst werden. Schon das regelmäßige Einhalten der Stillzeiten, wobei diese Zeiten auf die Trennung von Tag und Nacht hingelenkt werden, ist eine Maßnahme, die eine *menschliche* Ordnung in die biologischen Vorgänge bringt. Hierzu gehört dann auch das regelmäßige Aufs-Töpfchen-Setzen des Kindes, ein regelmäßiges Einhalten der Essenszeiten und des Schlafenlegens. Ein regelmäßig gegliederter Tag verleiht dem Kind innere Ruhe, Kraft und Sicherheit. Dagegen wird ein Kind, das in einer improvisierten Haushaltung aufgewachsen ist, immer etwas Zappeliges, Nervöses, Unstetes und Unzufriedenes, Gespanntes und leicht Reizbares an sich tragen.

Für das ganze Leben trifft zu: Rhythmus stärkt den Willen, weil der Rhythmus mit dem Zeitwesen verbunden ist und daher den Lebensleib stärkt, den wir – weil er in der Zeit sich auslebt – auch den »Zeitenleib« nennen können.

In das gleiche Gebiet wie ein rhythmisch gestalteter Tagesablauf gehört auch die Bedeutung eines guten, harmonischen Familienlebens. Das Kind bringt ja ein Urvertrauen in die »Güte« der Welt mit. Nach einem Wort Rudolf Steiners lebt in diesem Jahrsiebent auf dem Grund der Seele des Kindes die Überzeugung »Die Welt ist gut«. Ein gesundes, frohes Familienleben nährt dieses Vertrauen. Entscheidend ist liebende Zuneigung der Eltern zum Kind. Andererseits schwächen soziale Spannungen, Ehescheidungen, Zerwürfnisse in der Familie die Inkarnationskraft der Seele in den Leib mehr als dies Armut und Entbehrung tun. Es kann immer wieder festgestellt werden, daß junge Menschen, die nach der Pubertät Mühe haben, ein positives Verhältnis zur Gesellschaft aufzubauen, aus Familien stammen, deren soziale Verhältnisse während der ersten sieben Jahre dieser Menschen schlecht waren. Wenn ein Kind in seiner ersten Lebenszeit solche Erfahrungen machen muß, wird es lebensschwach, willensgelähmt, sein »Sozialleib« ist gestört, seine soziale Integrationskraft ist gebrochen.

Nachahmung – das Schlüsselwort für die ersten sieben wichtigen Jahre

Die Beobachtung lehrt es uns: Das Kleinkind ist fast durch und durch Willenswesen. Dieser Wille zeigt sich schon im übenden und immer sich wiederholenden Lernen während der ersten drei Jahre. Doch ist dieser Wille kein vernunftgelenkter. Das Subjekt des Willens ist die Außenwelt. Die *Umgebung* zieht die Kräfte, die Aufmerksamkeit, die Unternehmungsfreude des Kindes an. Man könnte etwas überspitzt formuliert sagen: Die Außenwelt ist die Innenwelt des Kleinkindes. Diese Tatsache bestimmt die Aufgabe des Erziehers, die darin besteht, die im Kinde verborgenen Anlagen zur Ent-Faltung zu bringen. Das Schlüsselwort für die Erziehung im Vorschulalter heißt: Nachahmung. Der Arzt Heinz Herbert Schöffler betont in seinem lesenswerten Buch »Kind im Wandel des Jahrhunderts«[3]: »Viel weniger als durch das, was wir sagen, wirken wir viel mehr auf das Kleinkind durch das, was wir tun, und noch mehr durch das, was wir sind.« Das Kind ahmt die Puppe nach, bei der es schläft; es ahmt den Gang des Großvaters nach, mit dem es spazieren geht; es ahmt die älteren Geschwister nach, es ahmt die Mutter in ihren täglichen Verrichtungen nach, es bügelt, putzt, wäscht, es bringt Holz: alles, wie es in seiner Umgebung zu- und hergeht. Und im nachahmenden Tun durchformt und durchprägt es seinen Körper; zugleich durchformt und durchprägt es sein Willensleben.

Das hängt damit zusammen, daß der Mensch in den ersten sieben Jahren mit den Kräften seines Lebensleibes den physischen Körper durchgestaltet und – das kommt hinzu – ihn so umformt, daß er später dem Wesenskern, dem Ich, als brauchbares Werkzeug dienen kann. In diesem Lebensbereich wurzeln auch die Willensanlagen. Damit sich

---

3 Heinz Herbert Schöffler, Kind im Wandel des Jahrhunderts. Ein Kinderarzt zur Situation, Stuttgart 1971, S. 64 f. Vgl. auch Kurt Brotbeck, Durchbruch zur Menschenschule, Entwicklungswege zur Waldorfpädagogik, Novalis Verlag, Schaffhausen 1982, S. 174

diese entfalten und die Leibesformung und -durchprägung in der ange-
deuteten Weise erfolgt, bedürfen die veranlagten Kräfte eines entsprechenden geistig-kulturellen Klimas, an dem sie sich anregen und ent-
zünden lassen können. Darum stellt die ganze Umwelt den Gestalter der
Anlagen und Kräfte im Kleinkind dar. Wenn das Kind in seiner Umgebung Gutes, Schönes und Wahres sehen, hören und spielend nachah-
men kann, dann entwickelt es in sich die entsprechenden Kräfte aus.
Darum spielen Vorbild, Vorleben, Vortun in keinem andern Lebensalter
eine so tiefgreifende, existentielle Rolle, die bis in die Gestaltbildungs-
kräfte dringt, wie in diesen ersten sieben Jahren. Und zwar nimmt das
Kleinkind keineswegs »nur« in sich auf, was die Eltern äußerlich tun; es
verbindet sich auch mit dem, was in der Umgebung gefühlt, gedacht
und gewollt wird. Richtkraft für die gesunde oder ungesunde Leibesbil-
dung ist alles, was sich in der Umgebung des Kindes abspielt. In der
grundlegenden Schrift »Die Erziehung des Kindes vom Gesichtspunkt
der Geisteswissenschaft« schreibt Rudolf Steiner: »Es bilden sich in
Gehirn und Blutumlauf die physischen Anlagen für einen gesunden
moralischen Sinn, wenn das Kind Moralisches in seiner Umgebung
sieht.« Wenn es aber vor dem siebten Jahre »nur törichte Handlungen in
seiner Umgebung sieht, so nimmt das Gehirn solche Formen an, die es
im späteren Leben auch nur zu Torheiten geeignet machen«[4].

Ganz besonders willensstärkend ist es – auch darauf hat Rudolf Steiner aufmerksam gemacht –, wenn wir ein Kind bestimmte Verrichtungen immer wieder ausführen lassen. Alles sich wiederholende Tun
entwickelt den Willen. Es kann sich hierbei um ganz alltägliche Aufgaben handeln, die im Haushalt etwa anfallen.

Auch durch den Erzählstoff sprechen wir den Willen im Kind an

Es darf als bekannt vorausgesetzt werden, daß der Mensch in seinen
Werdestufen in gewissem Sinne dem Entwicklungsgang der Menschheit
folgt. So durchlebt das Kleinkind die früheste Zeit der Menschheitsent-
wicklung, in welcher der Mensch noch ganz stark mit der geistig-
göttlichen Welt verbunden war. Darauf deutet auch die Tatsache hin,
daß die Geschichte aller Völker in eine religiös-mythologische Zeit
mündet. Dieses tief religiös-mythische Bewußtsein ist auch dem Kleinkind eigen. Das äußert sich zum Beispiel darin, daß ein Kind mit seinen

---

4 Dornach 1988. Diese Arbeit ist auch enthalten in dem Band Luzifer-Gnosis, Grund-
   legende Aufsätze, Gesamtausgabe Nr. 34, Dornach 1987

Spielsachen umgehen kann, als wären es beseelte Wesen. Das gleiche Bauklötzchen kann ein Baum, ein Haus, ein Mensch sein, es kann auch lieb oder böse sein. Das Kind verprügelt den Tisch, an dem es sich gestoßen hat. Mit Hosenknöpfen kann es das Märchen vom Wolf und den sieben Geißlein aufführen usw.

Dieses Bewußtsein braucht nun auch entsprechende Nahrung. Eine solche widerfährt ihm mit den Märchen. Märchen sind »Wahrträume der Völker«, die aus einer Zeit stammen, wo von der geistigen Welt aus, durch die großen Menschheitsführer, noch ganz stark auf das Willensleben der Menschen eingewirkt wurde. Auf einer solchen Stufe steht auch das Kleinkind. Märchen sprechen sein Willenswesen an. Sie helfen dem Geistwesen, der Seele des Kindes, die sich einkörpern will, gleichsam Kanäle bis in den physischen Leib zu öffnen. Sie sind Inkarnationshilfen, weil sie genau den Weg, den jeder werdende Mensch gehen muß, in großartigen, dem Kinde angemessenen Bildern (Imaginationen) vorzeigen. Friedel Lenz, die unübertroffene Deuterin der Märchen, lehrt uns das echte Volksmärchen – denn um solche geht es uns – als ein Bild für die Menschenseele zu verstehen, die ein lichtes Reich (die geistige Welt) aufgeben muß. Sie wird in Armut und Prüfungen verstrickt (der Abstieg in das dunkle Erdental) und vom geraden Wege abgelenkt. Sie verirrt sich im Wald (wie Rotkäppchen) und wird dadurch vom Wolf verschlungen (das Triebhafte umschlingt die reine Seele). Aber der Jäger kommt und schneidet dem Wolf den Bauch auf (die Schärfe seines zielsicheren Urteils löst die Seele aus dem Banne der Wolfswelt und macht sie frei). Das ist ja das Heilsame und Gesundende eines Märchens, daß neben dem Bedrohenden immer auch das Rettende und Helfende da ist, der Jäger im »Rotkäppchen«, der Königssohn im »Schneewittchen« usw.[5]

Märchen bilden wichtige »Einsenker« in den Lebensbereich des Kindes und veranlagen eine mutvolle, zuversichtliche Grundhaltung dem Leben gegenüber.

Gebt dem Kind gutes Spielzeug!

Der Erlebnisraum des Spielkindes ist ein Tatenraum, ein Ort übender Bewältigung der Umwelt. Dieses Tun nennen wir Spiel. Das Spiel ist die diesem Alter gemäße Form der Auseinandersetzung mit dem Leben. Zum Spielen braucht das Kind Spielzeug. Zwar kann es mit allem spielen, was im Haushalt und in der freien Natur vorkommt, aber wenn

---

5 Friedel Lenz, Bildsprache der Märchen, Verlag Urachhaus, 6. Aufl. Stuttgart 1988

Eltern ihrem Kind ein Spielzeug kaufen wollen, dann mögen sie darauf achten, daß es aus echten Naturstoffen hergestellt ist, aus Holz, Wolle, Leinen, und nicht aus Kunststoffen und Kunstfasern. Man vermeide auch einen allzugroßen Naturalismus bei den Puppen. Es kommt sehr darauf an, daß das Spielzeug Raum läßt für die Phantasiekräfte, die angeregt werden möchten. Auch sind die Bauklötzchen aus Holz bedeutend mehr wert als die perfektionierten Legosteine, weil nur mit jenen die Schwere- und Gleichgewichtskräfte der Erde immer wieder neu erprobt werden können. Dies bietet auch dem freien, schöpferischen Tun einen viel größeren Spielraum. Das gesunde, selbstvergessene Spiel ist außerordentlich wichtig zur Veranlagung eines beweglichen Willens und einer kräftigen Phantasie.

Leider ist es heute recht schwer, pädagogisch gutes Spielzeug zu kaufen. Die Spezialgeschäfte und Warenhäuser sind gefüllt mit häßlichen, piepsenden und quietschenden Plastikfiguren, mit grimassierenden Puppen, mit muskelstarken, überall bewehrten Supermenschen aus Kunststoff, mit mechanischen, elektrischen und elektronischen Fahrzeugen und Apparaten, mit zusammensetzbaren Drachenungeheuern und Kriegsmaschinen, so daß einem angst und bange werden kann, wenn man an die bildende oder eben verbildende Wirkung solchen Spielzeugs denkt. Die Verantwortung der Eltern ist heute weit größer als früher, da es diese Massenproduktion von Schlechtem und Häßlichem, Phantasietötendem und Willenlähmendem noch nicht gab.

Viel gesünder und anregender wäre es, wenn die Eltern solides Spielzeug selbst machen würden. Eine vortreffliche Sammlung von Ideen bietet Freya Jaffke in dem Büchlein »Spielzeug von Eltern selbst gemacht«[6]. Eines ist ganz entscheidend: Das Kinderzimmer darf kein Spielzeugladen sein. Es ist heilsam für das Kind, wenn es *nur ein* Spielzeug zur Hand hat und der Rest der Spielsachen im Schrank versorgt wird. Nur so können sich seine Willenskräfte ganz einer Sache zuwenden. Erst wenn es dann mit einem Spielzeug genug gespielt hat, wird dieses weggeräumt und ein neues Spielzeug hervorgenommen.

Heute spielt der Fernsehapparat eine große Rolle. Wir halten ihn für ein sehr fragwürdiges Mittel im Erziehungsgeschehen, nicht nur deshalb, weil er das Kind völlig in die Passivität zwingt, sondern auch, weil er eine Scheinwirklichkeit vermittelt, welche das Bild von der Weltwirk-

---

6   Freya Jaffke: Spielzeug von Eltern selbst gemacht, Arbeitsmaterial aus den Waldorfkindergärten, Verlag Freies Geistesleben, Stuttgart 1989 (16. erweiterte Auflage). Vgl. auch »Plan und Praxis des Waldorfkindergartens«, hg. v. Helmut von Kügelgen, gleicher Verlag

lichkeit in ganz außerordentlichem Maß reduziert. Die Gegenstände, Tiere und Menschen, denen das Kind im Fernsehkasten begegnet, sind ja in Wirklichkeit nur rasch vorüberflimmernde Lichtpunkte. Nun stelle man sich vor, ein Kind habe sich daran gewöhnt, eine rasch vorüberflutende Summe solcher Lichtpunkte für einen Menschen zu halten! Wundern Sie sich, daß Kinder, die solchen falschen Einprägungen ausgesetzt werden, später keine Achtung vor ihren Mitmenschen mehr haben? Es wird eine Zeit kommen, wo man den Fernseher ebenso vor dem Kinde fernhalten wird wie die Giftflasche. Das Kind soll zuerst in volltätiger Weise der unverfälschten Natur begegnen dürfen, ehe es, in einem vorgerückteren Alter, ohne Schaden mit den Medien umgehen kann.

Reigen und Singspiele

Einen wirksamen Beitrag zur Willensführung stellen die Reigen und Singspiele dar, die jedes Kind vom 3. bis ins 9./10. Lebensjahr mit Freude und Begeisterung aufführt. Es wurde bereits angedeutet, daß das Kleinkind ganz in der Bewegung lebt und das Bewegungssystem (Skelett und Muskulatur) auch den Angriffspunkt des Willens bildet. Ein gesundes Kind ist von einem unbändigen Drang erfüllt, die Umwelt tätig, »handgreiflich« zu erleben.

Im Reigenspiel fühlt sich das Kind aufgehoben. Der Kreis, in den es sich einordnet, gibt ihm inneren und äußeren Halt. Anhand eines Liedes, eines Spruches oder eines Märchens (zum Beispiel: Die sieben Geißlein) schreiten die Kinder, singend oder sprechend, im Kreise und imitieren mit den Händen und Beinen den Inhalt der Worte, die Gesten zum Beispiel der Tiere, der Handwerker. Dadurch aber wird das Unruhige, Zappelige, das viele unserer Fernsehkinder an sich tragen, zurückgehalten und in ein sinnvolles Tun eingeordnet.

Die menschenkundliche Bedeutung solcher Reigenspiele, wenn sie regelmäßig erfolgen, besteht darin, daß solch freud- und sinnvolles Bewegen den ganzen Organismus durchwärmt und durchlebt; es senkt sich hierbei das Seelische tief in das Körperliche hinein, und das schafft für später mit an der Grundlage zu einem zupackenden, spontanen Wollen[7].

---

7   Vgl. Suse König: Singspiele und Reigen, Arbeitsmaterial aus den Waldorfkindergärten, Verlag Freies Geistesleben, 6. Aufl. Stuttgart 1989. – Weitere Anregungen in: Hedwig Diestel: Kindertag, Verlag Freies Geistesleben, 6. Aufl. Stuttgart 1988, sowie: Ernst Bühler/Margit Lobeck: Scheine Sonne scheine, Verlag Paul Haupt, Bern

Eine große Bedeutung kommt auch schon im Kindergartenalter der *Eurythmie* zu, einer Bewegungskunst, die Rudolf Steiner geschaffen hat. Diese Kunst bietet die Möglichkeit, das, was in der Sprache und der Musik lebt, in der Bewegung des ganzen Körpers auszudrücken. In der Eurythmie vermögen die seelisch-geistigen Kräfte den Bewegungsorganismus von innen her zu ergreifen und zu durchkraften. Ganz besonders wichtig ist diese neue Bewegungskunst zur Milderung oder Heilung von physischen und psychischen Störungen[8].

Was ist von der antiautoritären Erziehungsweise zu halten?

Zwar ist die antiautoritäre Welle, die vor Jahren, von Amerika herkommend, Europa überflutet hat, schon abgeflaut. Dennoch gibt es immer noch viele Eltern, welche für diese Erziehungsart eintreten. Sie gehen von der Anschauung aus, daß das Kind ein reines Naturwesen sei und darum selbst am besten wisse, was ihm frommt. Diese Eltern glauben, man müsse das Kind möglichst sich selbst überlassen, dann komme es schon gut heraus. Eine solche Auffassung vertrat Jean-Jacques Rousseau in seinem Erziehungsbuch »Emile«: »Das Kind ist von Anfang an ein Zögling der Natur. Der Erzieher hat lediglich den Anweisungen dieses ersten ursprünglichen Lehrmeisters zu folgen und dafür zu sorgen, daß die Wirksamkeit desselben nicht gehemmt, seine Bemühungen nicht vereitelt werden.« Weil Rousseau alles von den Kräften der Natur erwartet, mißtraut er einer aktiven Erziehung, wie sie seit den alten Griechen, wenn auch mit mehr oder weniger Geschick, immer gehandhabt wurde. Rousseau nannte seine Erziehung »Education négative«, weil bei ihr der Erzieher möglichst unsichtbar bleiben soll[9].

Eltern, die dieser Methode folgen, lassen dem Kind einen schier unbegrenzten Freiraum, schreiten bei Unarten nicht ein, vermeiden jeden Zwang, hüllen sich in Lammesgeduld ihrem Liebling gegenüber. Von solchen Eltern hört man oft: »Ich muß die Hausgeschäfte möglichst schnell erledigen, um für das Kind Zeit zu haben.« (Richtig wäre, wenn das Kind der Mutter beim Verrichten der Hausgeschäfte in spielerisch-nachahmender Weise folgen dürfte.) Dann wird in der antiautoritären Erziehung das Kind auch immer wieder gefragt: »Möchtest du dieses oder möchtest du jenes?« Solche Fragen reißen das Kind aus seinem

---

8   Vgl. Rudolf Steiner: Eurythmie als sichtbare Sprache, Gesamtausgabe Nr. 279, 5. Aufl. Dornach 1990, sowie Eurythmie als sichtbarer Gesang, Gesamtausgabe Nr. 278, 4. Aufl. Dornach 1984

9   Vgl. dazu: »Jean-Jacques Rousseau – Führer und Verführer zur antiautoritären Erziehung« in: Durchbruch zur Menschenschule (Anm. 3)

Kindsein heraus und zwingen ihm ein Erwachsenen-Verhalten auf, das heißt, sie machen es alt!

Und was erreichen die Eltern mit einem solchen Vorgehen? Das Kind wird zum Tyrannen der Eltern und der ganzen Umgebung. Schnell hat es erfahren, wie es strampeln und schreien muß, um zu diesem oder jenem zu kommen. Durch den Wegfall des führenden, haltenden und Maß-gebenden elterlichen Vorbildes steigert es seine Ansprüche ins Maßlose. Es wird sofort ungehalten, wenn es das Verlangte nicht bekommt, besonders in Situationen, wo sein unflätiges Tun den Eltern Pein bereitet, zum Beispiel in einem Laden, unter anderen Menschen. Kurz: diese richtungslose, haltlose Erziehung, die darauf verzichtet, dem Kind Vorbild zu sein, ihm einen Rahmen, eine Form zu bieten, an der es sich emporranken kann, führt zu einem Überwuchern der niederen Triebe und Begierden. Das Eingreifen des höheren Menschen wird verhindert. Kein Kind ist von sich aus in der Lage zu wissen, was ihm gut tut und was ihm schadet. Wenn es das nicht am Beispiel seiner Erzieher lernt, wird es zu einem Sklaven seiner eigenen Begierden, Lüste und Triebe. Das Kind aber braucht die Erfahrung und das Erleben des ich-durchdrungenen, festen Willens der Erwachsenen als Widerpart. Nur an ihm kann sein Eigenwille in der rechten Weise erwachen und ebenfalls vom werdenden Ich ergriffen werden. Sonst kommt es zu einer Willens-schwächung und -verwilderung.

Und sehr oft steht hinter dem Ungehaltensein eines Kindes dessen unbewußtes Bedürfnis, die Eltern oder Erzieher herauszufordern, ihm den Halt und Widerstand zu geben, deren es zur Entfaltung seiner Wesenskräfte dringend bedarf. Wenn aber die Wesenskräfte nicht zeit-gemäß aufgerufen und entwickelt werden, ist auch keine Grundlage für ein sittliches Verhalten vorhanden. Solche Menschen sind auch als Erwachsene so veranlagt, daß sie auf gar nichts verzichten können. Sie werden sehr böse, sogar aggressiv, wenn das, was sie haben möchten, nicht eintritt. Sie haben auch den Versuchungen des Lebens nichts entgegenzusetzen. Sie haben nicht, wie es sein müßte, an dem Wider-part der Kräfte des natürlichen Begehrens ihren Willen entfalten und stärken können.

Wie stärken wir den Willen im zweiten Jahrsiebent?

Der Eintritt der Schulreife stellt einen wichtigen Einschnitt in der Ent-wicklung des Kindes dar. Er äußert sich in dem sogenannten »ersten Gestaltwandel«, der von der rundlichen Kleinkindform zur typischen Schulkindgestalt überleitet, die durch die schön gebogene Wirbelsäule, den Tailleneinschnitt und die stärkere Strukturierung des Kopfes gekennzeichnet ist. Die Zähne beginnen zu wackeln, das Milchgebiß wird abgestoßen. Dieser gut sichtbare äußere Wandel ist ein Zeichen dafür, daß auch ein innerer Prozeß stattgefunden hat: der Lebenskräfteleib, der bisher am physischen Körper gearbeitet hat, ist selbständig geworden. Dadurch werden Kräfte frei, die fortan als Vorstellungs- und Gedächtniskräfte zur Verfügung stehen. Es bildet sich ein Innenraum, der als Erlebnissphäre für den gesamten Schulstoff dienen kann und der nun darauf wartet, anregende Inhalte aufnehmen zu dürfen.

Gleichzeitig tritt nun auch das Bewegungselement zurück, das die Kleinkindzeit beherrscht hat. Das schulreife Kind läuft nicht mehr jedem Schmetterling nach, läßt sich nicht mehr durch jede Fliege ablenken. An die Stelle der äußeren Beweglichkeit tritt jetzt eine größere innere Beweglichkeit, die sich als Vorstellungskraft, Erlebnisfähigkeit und Phantasiebegabung äußert.

Dennoch muß der Erzieher auch weiter zur Willensausbildung darauf beharren, daß bestimmte Handlungen zu bestimmter Zeit und in ordentlicher Weise ausgeführt werden. Solches wiederholtes Tun muß die ganze Erziehungsarbeit vom Kleinkindalter bis in die Adoleszenzzeit hinein begleiten als ein ausgesprochen willensbildendes Element. Und gerade dieses Durchhalten verlangt vom Erzieher außerordentlich viel Eigenwille, Ausdauer, und unter Umständen auch Verzichtbereitschaft.

Mit dem Eintritt der Schulreife ändert sich das Verhältnis des Kindes zum Erwachsenen. Bis jetzt ahmte das Kind unbewußt seine Erzieher nach. Dieses Verhalten klingt nun mehr und mehr ab; dafür baut das Kind ein mehr seelisch gestimmtes Verhältnis zu seiner Umgebung, besonders zum Erzieher, Lehrer oder zur Lehrerin auf. Es ist die Gefühlssphäre, die jetzt wie eine offene Blüte darauf wartet, beachtet, geliebt und befruchtet zu werden. Es ist darum ganz entscheidend, daß das Kind Erzieher und Lehrer bekommt, die es lieben und verehren kann. Friedrich Benesch drückt dies so aus:»Wie für die ersten Kinderjahre *Nachahmung und Vorbild* die Zauberworte der Erziehung sind, so sind es für die jetzt in Rede stehenden Jahre *Nachfolge und Autorität.* Die selbstverständliche, nicht erzwungene Autorität muß die unmittelbare geistige Anschauung darstellen, an der sich der junge Mensch Gewissen, Gewohnheiten und Neigungen herausbildet, an der sich sein Temperament in geregelte Bahnen bringt, mit deren Augen er die Dinge der Welt betrachtet[10].« Rudolf Steiner hat darauf aufmerksam gemacht, daß

---

10   Friedrich Benesch, Christel Stalf: Machet auf das Tor, Waldorfpädagogik für staatliche Schulen, Ernst Klett Verlag, Stuttgart 1983, S. 27

derjenige, der im Schulalter einer liebevollen Autorität hat folgen dürfen, im Erwachsenenalter selber Autorität sein kann.

Wie veranlagen wir methodisch im Schulalter Willenskräfte?

An den im Unbewußten wirkenden Willen kommen wir auch jetzt nicht
heran. Aber wir bauen Brücken zu ihm hin. Wir sorgen für lebhafte,
farbige Erlebnisse und Erfahrungen. Der Gefühlsraum muß angesprochen werden – keineswegs bereits der Kopf! Herz und Seele müssen
ergriffen werden. Auf den Wellen der Freude, der Sympathie soll der
Kommunikationsstrom zwischen Lehrer und Klasse hin- und herfluten.
In jeder Stunde sollte auch einmal gelacht werden dürfen!

Ein dermaßen seelisch engagierter und engagierender Unterricht ist
sowohl für die Willensbildung als auch für die intellektuelle Schulung
sehr wichtig, weil das Gefühl selber eine Mitte bildet zwischen Wille
und Gedanke. Gefühl ist ein noch nicht ganz gewordener Gedanke, ist
ebenso ein noch nicht ganz gewordener Wille, bildet aber zu beidem
das Eingangstor. Ein Unterricht, der zu früh sich unmittelbar an den Kopf
(den Intellekt) wenden wollte, würde die Gefühlssphäre lähmen und die
Willenswelt ganz abseits liegen lassen. Ist wohl die verfrühende intellektuelle übliche Schulmethode mit ein Grund für die heute so verbreitete
Willensschwäche und -verwilderung?

Und wie erreichen wir methodisch-didaktisch die seelische Mitte des
Kindes? Durch einen bildhaft-künstlerischen Unterricht. Nicht um
Künstler zu erziehen, wohl aber um seelische Kräfte zu veranlagen, an
denen das Kind reifen kann. Wie das Gefühl eine Mitte und Brücke
bildet zwischen Denken und Wollen, so bildet das Bild Mitte und
Brücke zwischen Begriff und Ding. Heinrich Eltz[11] schreibt dazu: »Das
Bild stellt selbst eine Mitte dar. Es ist weder die seinsträchtige Wirklichkeit selber noch deren abstrakter Begriff: es liegt zwischen beiden. Es
enthält noch so viel unmittelbares Sein, daß es warmblütig das Gemüt
des Kindes erfüllt, aber auch schon so viel Denkerisches, Vorstellungs-
mäßiges, daß es die Seele nicht zwingt, sondern ihr eine gewisse innere
Distanzierung erlaubt.«

Nun ist freilich unsere Zeit nicht durch einen Mangel, sondern gera-
dezu durch eine kaum zu verarbeitende Überfülle an Bildern gekennzeichnet, die auf das Gemüt unserer Kinder durch die Massenmedien,
Fernseher, Radio, Illustrierte, Plakatsäulen und so weiter einwirkt. Wor-

---

11 Heinrich Eltz, Fremdsprachlicher Unterricht und audiovisuelle Methode, Zürich
    1971

auf es im Erzieherischen ankommt: das Kind braucht Bilder, die in seiner Seele einen Resonanzboden finden können, sinnträchtige Bilder. Im Stufengang einer Waldorfschule werden diese Bilder dem Alter entsprechend ausgewählt. Auf der Unterstufe schöpft der Lehrer aus dem reichen Schatz der Märchen, Legenden und Fabeln. Dann folgen Stoffe aus der Schöpfungsgeschichte, der germanischen, griechischen und persisch-ägyptischen Mythologie. Auf der Mittelstufe geht man von den Heldentaten der Sagenzeit allmählich zu den großen historischen Gestalten über. Aber auch im Sprachunterricht, schon bei der Einführung der Buchstaben, dann im Rechnen, im ersten Naturkundeunterricht, überall wird versucht, vom Bild, von einem sinntragenden Bild auszugehen.

Der Raum und auch die Zielsetzung dieses Merkblattes erlauben uns nicht, eingehender die Fragen und Probleme der Stoffauswahl durch die sich metamorphosierenden Schulstufen hindurch zu verfolgen. Nur ein Gesichtspunkt sei noch kurz angedeutet. Die physiologische Grundlage für das Gefühlsleben bildet das rhythmische System, welches durch die Zirkulationsprozesse des Blutes und der Atmung gebildet wird. Hier sind die beiden Organe tätig, die für die Gesundheit und die seelische Frische von entscheidender Bedeutung sind: Herz und Lunge. Diese Organe unterscheiden sich von andern Organen dadurch, daß sie nie ruhen dürfen, keine einzige Minute, von der Geburt bis zum Tode. Dieses System ist auch eines des Ausgleichs zwischen dem oberen und dem unteren Menschen, das heißt zwischen dem erkennenden, denkenden Kopf, der die Lebenskräfte abbaut, und den Abbauprozessen im Stoffwechselsystem und in den Gliedmaßen. Wenn nun im Unterricht in stufengemäßer Weise dieses rhythmische System, wie geschildert wurde, angesprochen wird, äußert sich das an der belebenden, befeuernden Wirkung auf den Lebensorganismus; wenn andererseits der Unterricht sich zu sehr nur an den Kopf wendet – was leider oft der Fall ist –, dann kann man wahrnehmen, wie die Kinder matt, müde, bleich, oft auch mürrisch und aggressiv aus der Schule kommen.

Und was können Eltern tun, wenn sie gewahr werden, wie die Kinder unter der »Kopflastigkeit« des Unterrichts leiden, aber keine Möglichkeit haben, ihre Kinder einer Waldorfschule anzuvertrauen? In diesem Falle gibt es immer wieder viele Mittel des Ausgleichs, wenn nur Einsicht und Wille beim Erzieher vorhanden sind. Vor allem muß dann die Freizeit so gestaltet werden, daß die »unterentwickelten« Seelenkräfte im Kinde gefördert werden. Dies kann durch Familienausflüge zu Fuß oder mit dem Rad, durch Bergwanderungen geschehen, wobei im Gespräch die

Aufmerksamkeit der Kinder auf Steine, Pflanzen und Tiere gelenkt werden kann. Eine Ferienwoche in einer Berghütte, wo man selbst für Holz und Wasser sorgen muß: welch herrliches Erlebnis! Oder wieder das gemeinsame Musizieren und Singen zu Hause, das Basteln und Arbeiten im Garten. Während der Winterabende erzählt der Vater oder die Mutter eine Geschichte, dem Alter der Kinder entsprechend. Größeren Kindern kann man vorlesen. Bei all dem ist das *gemeinsame Erleben* entscheidend. Dieses ist das Bleibende. So werden Bildekräfte veranlagt, die als unauslöschliche Erinnerungen einen Menschen oft durch das ganze Leben stärkend begleiten, wie wir dies aus vielen Biographien erfahren.

Sehr oft tragen Schulschwierigkeiten dazu bei, die Eltern für die Nöte und Notwendigkeiten ihrer Schützlinge wachzumachen und eigene Willens- und Initiativkräfte zu mobilisieren – auch wieder zum Heil der ganzen Familie.

Ein Wort zum praktischen Unterricht

Wir haben bis jetzt mehr den sogenannten theoretischen Unterricht ins Auge gefaßt, der in einer Waldorfschule, wenigstens bezüglich der Hauptfächer, in Epochen erteilt wird: die Klasse behandelt durch zwei bis vier Wochen hindurch während der ersten zwei Vormittagsstunden ein bestimmtes Fachgebiet, zum Beispiel aus dem Sprachunterricht, der Mathematik, der Tier- oder Pflanzenkunde, Geschichte, Geographie und so weiter. Diese Methode erlaubt Tiefenwirkungen in der Seele des Schülers, die lebensentscheidend sein können. Es kommt nun hinzu, daß der »Stoff«, der in der Klasse erarbeitet wurde, praktisch erprobt wird, in der Werkstatt, im Handarbeitsraum oder draußen im Garten. Da säen die Schüler Korn, Weizen, Roggen, Gerste. Wie lernt man da warten, hegen und pflegen, Unkraut jäten, spritzen, wenn es zu trocken ist, bis die Saat reif geworden! Dann wird geerntet, gedroschen, jedes Kind darf sich mit seinem Mehl ein Brot backen im Holzbackofen, der auf dem Schulareal der Waldorfschule steht. Dann folgt in einem weiteren Jahr eine Hausbau-Epoche, wo die Schüler mit der Maurerkelle, mit Zement und Sand umgehen lernen. Im weiteren Handarbeitsunterricht wird gesponnen, gewoben, gehäkelt und gestrickt, oder es wird modelliert und geschnitzt. Und was ist es für eine prägende Erfahrung, wenn die Kinder zu einem Bauern gehen dürfen, der Schafe züchtet, wenn dann ein Schüler so ein Schäfchen zwischen die Beine klemmen und mit der Schere die Wolle schneiden darf, wobei er sehr achtgeben muß, daß er dem Tier nicht wehtut, ihm nicht ins »Leben« schneidet! Dann wird die Wolle gewaschen, getrocknet, gefärbt, gesponnen, und nun darf jedes Kind auf dem Webstuhl selbst etwas weben. Selbsttätigkeit! Das ist ein ganz lebensnaher, willenformender Unterricht, der die klassenweise theoretische Schularbeit wirksam ergänzt.

Wenn dann, um das zwölfte Lebensjahr, der sogenannte »zweite Gestaltwandel« beginnt, das Längenwachstum einsetzt und die Pubertät eintritt, dann kommt der Augenblick, wo nun, im Theoretischen wie im Praktischen und Künstlerischen, mehr der Kopf mit angesprochen werden will. Wir wollen die Probleme, die hier auftauchen, der Kürze halber im nächsten Teil erörtern, wo wir über das dritte Jahrsiebent sprechen.

Gymnastik – Turnen – Sport

Heute ist die Bedeutung des aktiven Sports für die Willensbildung unbestritten. Auch in der Waldorfpädagogik wird der Leibesformung im Unterricht der gebührende Raum gewidmet. Man bedenke, daß die Bewegung unseres Körpers Ausdruck ist der tiefsten geistigen Kräfte im Menschen. Das war den alten Griechen noch bewußt, darum ihre Hochschätzung der gymnastischen Bildung. Auch Rudolf Steiner hat dem Turnunterricht eine zentrale Bedeutung eingeräumt. Nur ein Wortlaut möge dies belegen: »Der Turnlehrer hat die Aufgabe, einen Idealmenschen vor sich zu haben, der aus Linien, Formen und Bewegungsgestalten besteht, in den er diesen wirklich verschlamperten, verzerrten, verrenkten Menschen, den er vor sich hat, hineinstellen muß.« Der Turnunterricht (Geräteturnen, Leichtathletik, Kampfspiele und ähnliches) wird in der Waldorfschule ergänzt durch eine gymnastische Erziehung, die Fritz Graf von Bothmer[12], Anregungen Rudolf Steiners folgend, als Lehrer an der Waldorfschule Stuttgart entwickelt hat. In einem gediegenen Lehrplan führt die Bothmer-Gymnastik von einfachen Reigenübungen (3. Schuljahr) zum Erleben von Leichte und Schwere, Erfahren der Willensstärke in der Überwindung der Schwerkraft, schließlich zu einer immer sichereren Beherrschung der drei Raumesdimensionen und zum Aufbau der Menschengestalt in einem umfassenden Bewegungskosmos (12. Schuljahr).

---

12 Vgl. Fritz Graf von Bothmer: Gymnastische Erziehung, hg. v. Gisbert Husemann, Verlag Freies Geistesleben, Stuttgart 1981[2], sowie Peter Prömm: Bewegungsbild und menschliche Gestalt, Vom Wesen der Leibeserziehung, hg. von der Pädagogischen Forschungsstelle beim Bund der Freien Waldorfschulen, Stuttgart

Der Eurythmieunterricht

Der Eurythmieunterricht, von dem schon oben die Rede war, bildet ein Unterrichtsfach, das sich ebenfalls durch die ganze Schulzeit hinzieht. Während der Unterricht in Gymnastik und Turnen mehr den physischen Körper bildet, seine Gelenkigkeit, Spannkraft und Ausdauer, schult die Eurythmie den Lebensorganismus, den sogenannten Lebensleib, der die lebenserhaltenden und formgebenden Kräfte trägt. Da dieser Lebensleib sowohl die Seele als auch den physischen Leib durchdringt, wirkt der Eurythmieunterricht nach der physischen wie nach der seelischen Seite hin. Er korrigiert zum Beispiel Haltungsschäden, lockert Spannungen im Bewegungsablauf, er stärkt die Lebenskräfte, beseitigt die Nervosität, Zappeligkeit, erhöht die Konzentrationskraft und fördert die Inkarnation des Seelisch-Geistigen im Physischen. Die Eurythmie unterstützt auch den bildenden Unterricht, indem sie zum Beispiel ermöglicht, die Buchstaben mit der ganzen Gestalt nachzubilden, Töne, Melodien, Rhythmen zu erleben und auszudrücken in Gebärden und im Schreiten. Bis in die Grammatik und Satzstruktur hinein wirkt die Eurythmie stützend und fördernd. Mit den Stabübungen in den oberen Klassen werden Skelett und Muskulatur beweglich und »geistesgegenwärtig« gehalten und wirken so dem Verhärtungsprozeß des Leibes während der Pubertät entgegen. In diesem Sinne unterstützt und ergänzt die Eurythmie den Gymnastik- und Turnunterricht in vielerlei Hinsicht.

Der Wille wird aktiver im dritten Jahrsiebent

Einen weiteren markanten Einschnitt im Entwicklungsgang des werdenden Menschen stellt der Prozeß dar, den wir als »dritte Geburt« bezeichnen dürfen: das Freiwerden der Seele, genauer: des Seelenleibes. Die Kräfte, welche bis dahin an der Umformung der kindlichen Gestalt gearbeitet haben und den Knaben zum Jüngling, das Mädchen zur Jungfrau umgeformt haben, werden frei – das äußert sich am Eintritt der Geschlechtsreife –, und nun stehen diese als Seelenkräfte offen und ansprechbar zur Verfügung: die eigentliche Persönlichkeitsbildung kann beginnen. Mit dem Aufbrechen des »Binnenreiches der Seele« beginnt für den Jugendlichen eine sehr problemgeladene, verletzliche und tumultuarische Zeit. Einerseits bedrängt, besonders den Jüngling, das Geschlechtlich-Triebhafte, andererseits spürt jeder junge und gesunde Mensch in seinem Innern eine aus dem Unbewußten auftauchende höhere Welt; er spürt die Nähe des Personkerns, von dem etwa Jean Paul sagt: »Es wird nämlich von der menschlichen Natur der Gott-mensch empfangen und geboren; so nenne ich kühn jenes Selbstbewußtsein, wodurch zuerst ein Ich erscheint, ein Gewissen und ein Gott[13].«

Das Instrument, mit welchem dieser Idealmensch arbeitet, ist der Wille. Wenn der Mensch den Willen nicht hätte, würde er hin- und hergerissen werden von seinen Launen, Trieben und Bedürfnissen. Daß eine antiautoritäre Erziehung diesen Zustand fördert, haben wir bereits festgestellt. Über den Willen verfügt der Mensch nur, insofern er Indivi-dualität ist: »Wille des Menschen, ich bete dich an; ich bin nur ein Mensch, weil ich wollen kann« (Pestalozzi)[14].

Nun ist freilich der Wille im dritten Jahrsiebent auch noch nicht frei; er ist immer noch umhüllt vom Seelischen, in welchem Denken, Fühlen und Wollen nun viel selbständiger schalten und walten als je zuvor. Wir haben hier nicht den Raum, diese spannungsgeladene Zeit mit ihren Klippen, Bedrohungen (wir kennen sie ja aus der Presse), aber auch mit den vielen herrlichen Möglichkeiten eingehend zu schildern. Nur so viel sei gesagt: für die volle Entfaltung der individuellen Anlagen ist diese Entwicklungsperiode entscheidend, und es ist tief bedauerlich, daß unser Schul- und Berufsbildungssystem nicht genügend Raum ausspart für einen menschenbildenden Unterricht in dieser so außerordentlich bildsamen Werdezeit. Die Waldorfpädagogik fordert aus menschen-kundlichen Gründen einen zwölfklassigen Unterricht zur vollen Ausfor-mung von Leib, Seele und Geist, von Kopf, Herz und Hand (um die Pestalozzischen Ausdrücke zu gebrauchen). Die Oberstufe dauert in einer Waldorfschule vom neunten bis zum zwölften Schuljahr. Der Unterricht wird von Fachlehrern erteilt.

Wir beschränken uns auch hier wieder auf einige Hinweise, welche auch jenen Lehrern, Erziehern und Jugendlichen helfen wollen, die nicht in Verbindung mit einer Waldorfschule stehen. Wir sagten schon: das dritte Jahrsiebent ist die wichtigste Phase der Persönlichkeitsbildung. Diese geschieht nun nicht, wie man vielleicht glauben möchte, in der Weise, daß man jedes frisch aufleuchtende Flämmchen individueller Möglichkeiten zu einem riesigen Feuer zu entfachen versuchte. Nein, im Gegenteil, sie geschieht dadurch, daß die erwachenden individuel-len Kräfte nach außen gelenkt werden, auf Sachgegenstände, geschicht-liche, wissenschaftliche, künstlerische Probleme und Aufgaben. Völlig

---

13 Jean Paul, Knospe der Kindheit, Eine Auswahl aus der »Lewana«, Stuttgart1965[2], S. 8
14 Zit. bei Brotbeck, Im Schatten des Fortschritts, Zürich und Stuttgart 1969, S. 195

falsch wäre, wenn man den Jugendlichen sich jetzt in seinen eigenen innerseelischen Wirbeln baden ließe. Je mehr er in diesem Alter lernt, von sich loszukommen, sich hinzugeben an eine Aufgabe, eine schwierige, die viel geistige und physische Kraft erfordert, desto gesünder, desto stärker wird er, desto mehr mobilisiert er seinen Willen. Überhaupt muß im Jugendalter auf allen drei Ebenen gearbeitet werden: auf der des Intellektuellen, des Fühlens und des Wollens.

Auf der *intellektuellen* Ebene erfolgt diese Schulung nun in einem anspruchsvolleren Unterricht, wobei der im früheren Schulalter phänomenologisch dargebrachte Stoff nochmals aufgegriffen und nun theoretisch unterbaut wird. Besonders die naturwissenschaftlichen und mathematischen Fächer kommen jetzt voll zum Zuge[15]. Nicht um ein kompendienhaftes Auswendiglernen geht es – wie dies oft von Abiturienten verlangt wird –, sondern um ein Ansprechen eigenschöpferischer Fähigkeiten. Der Jugendliche soll erleben dürfen: in dir ist ein Instrument, mit welchem du in der Lage bist, die Rätsel der Welt zu lösen. Er soll Vertrauen gewinnen in die nun freigewordenen Denkkräfte. Er soll diese an entsprechenden Aufgaben auch trainieren können.

Ganz besonders brauchen auch die *Gefühle* jetzt ausgesprochene Betreuung und Führung. Das Fühlen hat sich ja auch mit der »dritten Geburt« aus den Sachzusammenhängen, in die es bis dahin eingebunden war, gelöst und rumort nun im Seelenfeld, von Sympathien und Antipathien beherrscht, fast herrenlos herum. Wie leicht reißt es den Jugendlichen hinunter in Lebensnot, Verzweiflung, Depression! Dem muß begegnet werden, indem man ihm Gelegenheit gibt, mit dem ganzen Gemüt sich auf etwas Äußeres, Objektives zu konzentrieren. Alle künstlerischen Fächer sind darum in diesem Alter nicht Luxus, sondern Lebens- und Entwicklungsnotwendigkeit. Im Zeichnen, Malen (Aquarellieren), Schnitzen, Musizieren, Eurythmisieren und so weiter wird der nun sehr sensibel gewordene Gefühlsraum plastiziert, das heißt im Grunde ent-subjektiviert.

---

15 Allerdings darf das Naturbild nicht das materialistisch verzerrte unserer offiziellen Wissenschaft sein, von dem Rudolf Steiner als von einem »Gespensterbild« gesprochen hat. Dr. med Olaf Koob kommt in seinem Buch »Erkennen und Heilen« (Verlag Freies Geistesleben, Stuttgart 1988) auf diesen Problemkreis zu sprechen. Er zitiert hier Rudolf Steiner: »Was wir als Naturbild, als gespenstisches Naturbild heute bilden, das ist ein Intellektuelles . . . Während wir naturwissenschaftlich ein Gespensterbild von der Natur entwerfen, ändert sich auch unser innerer Willenscharakter, und dadurch (. . .) wird unser Wille alpdruckhaft . . . Und ein solcher Alpdruck der Menschheit begleitet alles Soziale, begleitet die Erziehung, als unser gespensterhaftes Naturbild«. (S. 78)

Ein hervorragendes Mittel zum Heraussetzen einer überbordenden Innerlichkeit bildet das *Theaterspielen*, und zwar bereits im achten Schuljahr, im »Glutfeuer des Flegelalters«. Man kann erleben, daß sich eine Klasse tiefgreifend verwandelt, wenn sie sich ein Klassenspiel erarbeitet und zur Aufführung bringt.

Endlich muß auch der nun ebenfalls viel freier, eigenkräftiger gewordene *Wille* geschult werden, wodurch wir ihn losreißen können von dem so häufig drohenden Versacken im Triebhaften oder im ungelenken Ausschlagen im Unflätigen, Aggressiven. Wir packen den Willen gleichsam bei den Hörnern, indem wir ihm das Leben schwermachen, ihn herausfordern, ihm Aufgaben stellen, an denen er seine Kraft erproben kann. Ein vorzügliches Mittel zur Willensaktivierung ist in diesem Alter (und überhaupt) der Werkunterricht, der im übrigen auch die Wachheit des Denkens wie die Sensibilität des Fühlens erfordert. Schon mit dem Kupfertreiben fängt es an. Welch herrliches Erleben ist es doch, aus einem flachen Stück Blech eine Schale, einen Becher, ein Kännchen herauszutreiben, wie viele wohlgezielte Schläge sind erforderlich, bis sich das Metall so formt, wie es die Aufgabe erfordert! Nicht mein Kopf darf siegen, nicht mein Wille etwas »durchstieren«. Ganz selbstlos muß ich werden! Das gleiche gilt für alle anderen Arbeiten im Steinhauen, im Buchbinden, im Instrumentenbau und so weiter. Und wie oft muß der Lehrer, wenn der Wille beim Schüler erlahmt, diesen ersetzen, indem er etwa zu ihm sagt: »Wenn Sie jetzt noch eine Stunde an diesem Brett schleifen, ehe Sie es zusammenleimen, dann wird Sie das ein ganzes Leben lang freuen.« Der Sieg über den Augenblick, auf den kommt es an.

Schließlich wird sehr viel Willenskraft aufgeboten im Arbeiten an der Jahresarbeit, mit welcher ein Waldorfschüler seine Ausbildung abschließt. Man achte als Erzieher sehr darauf, daß der Jugendliche eine Arbeit, eine Lehrzeit zum Beispiel, auch zu Ende führe. Nicht abgeschlossene Arbeiten verderben den Charakter. Die Möglichkeit, in den verschiedensten Berufen (Schnupperlehren) herumschnüffeln zu dürfen, bildet eine große Versuchung, zum Lebensgammler zu werden. Übrigens müssen wir Erzieher sehr lernen, uns von traditionsgebundenen Modevorstellungen in bezug auf die Ausbildungsziele unserer Schützlinge zu lösen. Muß wirklich jedes begabte Kind durch das Nadelöhr des Abiturs geschleust werden, ehe es den seiner Veranlagung (Berufung) gemäßen Berufsweg einschlagen darf? Eine freilassende Erziehung, Erziehung »zur Freiheit«, ist Voraussetzung zu einem Wahrnehmen der eigenen Schicksalsbestimmung.

Wir sehen: die seelischen Möglichkeiten des dritten Jahrsiebents sind mannigfaltig und unerschöpflich. Aber sie brauchen den Meister, der sie anspricht, nährt und formt. Wenn dies nicht geschieht oder nicht stufengemäß geschieht, dann schlagen diese Kräfte ins Negative um, werden zu menschen- und gesellschaftsfeindlichen, asozialen und aggressiven Trieben, oder es drängen die leergebliebenen Seelenräume den Jugendlichen fort, weg aus familiären und beruflichen Bindungen, in die Hände von religiösen Sekten, die dem Hungernden und Suchenden ein friedevolles, harmonisches Sein vorgaukeln. Die Jugendnot der Gegenwart beruht zu einem wesentlichen Teil auf einem unzulänglichen Erziehungs- und Bildungssystem, und dieses wiederum wurzelt in einem unzureichenden Menschenbild.

Der eigene Personkern greift ein

Um das zwanzigste und einundzwanzigste Lebensjahr findet dann die »vierte Geburt« statt: das eigene Ich löst sich aus der seelischen Umhüllung und wird frei. Jetzt übernimmt es die Führung. Das ist die eigentliche anthropologische Voraussetzung für den Beginn der Mündigkeit. Mit dieser Geburt wird auch der Wille frei und steht fortan dem Ich zur Verfügung. Auf dieses späte Freiwerden des Willens hat auch Rudolf Steiner hingewiesen: »Im Grunde genommen ist der menschliche Wille am längsten an den Organismus gebunden. Bis gegen das zwanzigste, einundzwanzigste Jahr hin ist alles, was menschlicher Wille ist, intensiv abhängig von der organischen Tätigkeit.[16]« Dann macht uns Rudolf Steiner noch darauf aufmerksam, daß das Freiwerden des Willens bis in den Gang eines Menschen hinein wirksam werde. »Der Mensch setzt mit dem einundzwanzigsten Lebensjahre die Sohle anders auf die Erde, als das vorher der Fall war.« Er bekommt eine »Art von Auftrieb«. Man kann diesen Wandel auch daran beobachten, wie der junge Mensch jetzt von dem Impuls durchglüht wird, sein Leben selber in die Hand zu nehmen, kraftvoller sein Schicksal zu ergreifen und Ausschau zu halten nach Menschen und Möglichkeiten, die ihm erlauben, sich weiter zu entwickeln und zu bewähren. Die Zeit der Erziehung geht zu Ende, die nie endende Phase der Selbsterziehung und Selbstvollendung beginnt.

---

16 Rudolf Steiner: Die Harmonisierung des Denkens und Wollens als Erziehungsaufgabe. Aus einem Vortragszyklus, gehalten in Ilkey im Sommer 1923, in: Die Menschenschule, 29. Jg., Heft 7/8, 1955, S. 193 ff.

Wenn bis dahin jede Entwicklungsphase zeitgerecht ausgebildet wurde, im ersten Jahrsiebent der physische Leib in spielerischem Tun geformt, im zweiten Jahrsiebent der Lebensleib mit kräftigen, sinnhaltigen Bildern und Erlebnissen imprägniert wurde, wenn im dritten Jahrsiebent der Seelenleib denkend, fühlend und werkend sich an der Welt hat schulen können, dann ist das Werkzeug vorbereitet, mit welchem der Menschengeist fortan sein Dasein frei und selbständig wird gestalten können. So ist alle Erziehung und Bildung im Kindheits- und Jugendalter im wahren Sinne nichts anderes als Mäeutik, Geburtshelferdienst, den die Eltern, Erzieher und Lehrer dem nachgeborenen Geistespartner schulden.

Zum Thema ein Buch vom Mitautor dieses Merkblattes:

WALTHER BÜHLER

Anthroposophie als Forderung unserer Zeit

Eine Einführung auf der Grundlage
einer spirituellen Naturanschauung.

Dieses Buch wird allen jenen Menschen den Zugang zur Anthroposophie eröffnen, die sich durch anthroposophische Initiativen in Pädagogik, Medizin, Landwirtschaft und Kunst angesprochen fühlen und mehr über das Wesen dieser Geisteswissenschaft erfahren möchten. Es treten ja spontan Fragen auf, wenn jemand mit anthroposophischen Einrichtungen in Berührung kommt: Waldorfschulen, anthroposophisch orientierte Heilkunst, biologisch-dynamischer Land- und Gartenbau usw. Stufe um Stufe wird der Leser hier mit den Grundgedanken und Erkenntnissen der anthroposophischen Geisteswissenschaft vertraut gemacht, und er erfährt die befreiende Wirkung einer klaren Urteilsbildung über oft verwirrende Zeiterscheinungen. Gegenwartsfragen, die im eigentlichen menschlich-existentielle Lebensprobleme sind, können richtiger beantwortet werden.
Ein Buch, auf das viele gewartet haben!

208 Seiten mit acht Zeichnungen, broschiert, DM 24,–; zu beziehen durch den Buchhandel.

VEREIN FÜR ANTHROPOSOPHISCHES HEILWESEN e. V.

Der Verein für Anthroposophisches Heilwesen wurde 1952 von Ärzten, Patienten und Interessenten als eine gemeinnützige Organisation gegründet. Er versteht sich als sozial-hygienische Laienbewegung mit volkspädagogischen Aufgaben besonders auf dem Felde des Gesundheitswesens im weitesten Sinne.

Hauptziele

Der Verein für Anthroposophisches Heilwesen betrachtet als seine Hauptaufgabe, eine natur- und menschengemäße Medizin und deren Heilmethoden zu fördern, voran die anthroposophisch orientierte Heilkunst. Er bemüht sich darum, die praktischen Methoden einer zeitgemäßen seelischen Hygiene zu erforschen und durch Vorträge, Schriftenreihen und Kurse zu verbreiten. Er fördert die künstlerischen Therapien, die Heileurythmie sowie die bereits bestehenden Institute, Forschungsgesellschaften und Ausbildungsstätten und bereitet mit den Boden für weitere Pflegestätten dieser Heilweise (Kliniken, Sanatorien, Therapeutika u. a.). Er unterstützt die Aus- und Fortbildung der im anthroposophischen Heilwesen Tätigen, besonders des ärztlichen Nachwuchses, und ermöglicht deren Niederlassung durch Stipendien und Darlehen.

Mitgliedschaft

Mitglied des Vereins für Anthroposophisches Heilwesen kann jede natürliche oder juristische Person werden, die diese Ziele fördern will. Die Mitglieder erhalten die laufenden Jahresberichte mit einem Auszug aus der Bilanz und aktuelle Informationen auf dem Gebiet des Heilwesens. Außerdem erhalten sie kostenlos jährlich ein- bis zweimal neu erscheinende Merkblätter für eine bewußte Lebensführung in Gesundheit und Krankheit.
Jedermann, der sich mit den Intentionen für ein freies Heilwesen, für die Vermenschlichung der Medizin und vor allem auch für die Verbreitung der anthroposophischen Heilweise, verbinden kann, ist aufgerufen, Mitglied zu werden. Viele Menschen sind bereits Mitglied geworden, weil sie erkannt haben, daß die Förderung dieser Art der Medizin, aber auch die Verbreitung zeitgemäßer Methoden der Selbsterziehung und Lebensgestaltung zukunftragende Aufgaben sind. Diese können nur von einer großen, funktionsfähigen Organisation bewältigt werden. »Verein« bedeutet ja eigentlich: vereint die gemeinsamen Interessen durchsetzen wollen!
Die Mitgliedschaft im Verein für Anthroposophisches Heilwesen ermöglicht Menschen aus allen Lebensbereichen, die die genannten Ziele bejahen, unmittelbar ihren Beitrag zu leisten zur sozialen Erneuerung und Gesundung unserer Gesellschaft!
Wer will, kann in den Arbeitsgruppen oder Therapeutika aktiv mitarbeiten. Das Tun steht bei uns im Vordergrund – doch auch die Basis für soziales Handeln anderer Menschen zu schaffen, ist eine Tat!
So dient der eine durch seine persönliche Arbeitsleistung, der andere durch seine mittragende finanzielle Hilfe dem gleichen zukunftsorientierten Ziel.
Deshalb bedeutet jedes neue Mitglied einen weiteren Schritt auf dem Weg zum gemeinsamen Ziel.

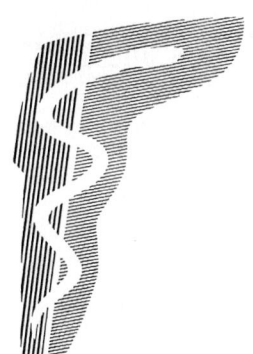

VEREIN FÜR ANTHROPOSOPHISCHES HEILWESEN e.V.

Praktische Anthroposophie

Das Anliegen des Vereins für Anthroposophisches Heilwesen e.V. ist es seit über 40 Jahren, verständlich und praktisch über die anthroposophisch erweiterte Medizin und ihre Menschenkunde zu informieren und ihre Verbreitung zu fördern:

- in über 90 Arbeitsgruppen und Therapeutika

- durch Vorträge, Kurse, Seminare

- durch zahlreiche gut verständliche Schriften

- gemeinsam mit Schwestervereinen in Europa und den USA

- durch politische Gremienarbeit in Deutschland und Europa zur Sicherung der Therapiefreiheit und zur Erstattungsfähigkeit von Heileurythmie, Rhythmischer Massage und den Kunsttherapien (plastisch-therapeutisches Gestalten, Maltherapie, Musiktherapie, therapeutische Sprachgestaltung)

- durch Forschungsstipendien und die Unterstützung von Initiativen im In- und Ausland

- durch einen Praxisaufbaufonds für anthroposophische Ärzte

Bestellungen und Anfragen richten Sie bitte an:

Verein für Anthroposophisches Heilwesen e.V.

Postfach 11 10, D-75374 Bad Liebenzell
Johannes-Kepler-Straße 56, D-75378 Bad Liebenzell-Unterlengenhardt
Telefon (0 70 52) 20 34, 20 35 ◆ Telefax (0 70 52) 41 07

Mario Betti

Engel

Ihr Wesen und Wirken
in der Gegenwart

Heute, an der Schwelle eines neuen Jahrhunderts, in einer sich überstürzenden Entwicklung neuester Technologien zur Beherrschung und Manipulation von Mensch und Natur, macht der Mensch selber eine Identitätskrise durch, die in dieser Art beispiellos in unserem Jahrhundert ist.

Es ist noch wenig bekannt, wie intensiv Engelwesen heute am Werke sind, um dem Menschen zu einer neuen Stufe seiner Entwicklung zu verhelfen. In der hier vorliegenden Arbeit wird von der Existenz und Wirksamkeit der Engel einiges erzählt, und wie man zu einer konkreten, gesunden Beziehung zu ihnen gelangen kann. Auch das Wirken von Widersachermächten wird in diesem Zusammenhang näher angeschaut. Brennende Fragen unserer Zeit erhalten dadurch eine unerwartete Beleuchtung.

Engelerfahrungen, so wie sie hier angeregt werden, ermöglichen es dem Menschen, sich in seiner wahren ganzheitlichen Dimension neu zu finden, mit einer erheblichen Zunahme an positiver Schaffenskraft. Die Grundkrise der Gegenwart erweist sich als Chance eines Neubeginns.

Gedichte des Autors runden diese Schrift ab.

Best.-Nr. 210

Verein für Anthroposophisches Heilwesen e.V.

Literaturhinweise (eine Auswahl)

Bitte fordern Sie das aktuelle Verlagsverzeichnis und ausführliches Informationsmaterial bei uns an.
In der **Schweiz** (siehe letzte Umschlagseite) gelten andere Bestellnummern.

Bestellungen und Anfragen richten Sie bitte an:

Verein für Anthroposophisches Heilwesen e.V.

Postfach 11 10, D-75374 Bad Liebenzell
Johannes-Kepler-Straße 56, D-75378 Bad Liebenzell-Unterlengenhardt
Telefon (0 70 52) 20 34, 20 35 ◆ Telefax (0 70 52) 41 07